主编 张文宏

张文宏教授解惑 奥密克戎 防控日常

上海科学技术出版社

图书在版编目（CIP）数据

张文宏教授解惑奥密克戎防控日常 / 张文宏主编
. -- 上海 : 上海科学技术出版社, 2023.1
ISBN 978-7-5478-5654-3

Ⅰ. ①张… Ⅱ. ①张… Ⅲ. ①新型冠状病毒一病毒病一防治 Ⅳ. ①R512.93

中国国家版本馆CIP数据核字(2023)第011996号

张文宏教授解惑奥密克戎防控日常

主编 张文宏

上海世纪出版（集团）有限公司
上 海 科 学 技 术 出 版 社 出版、发行
(上海市闵行区号景路159弄A座9F-10F)
邮政编码 201101 www.sstp.cn
上海中华印刷有限公司印刷
开本 889×1194 1/32 印张 4
字数：65千字
2023年1月第1版 2023年1月第1次印刷
ISBN 978-7-5478-5654-3/R·2693
定价：25.00元

本书如有缺页、错装或坏损等严重质量问题，
请向承印厂联系调换

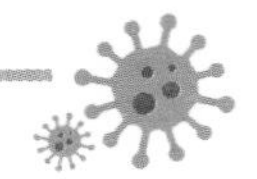

内容提要

本书由国家传染病医学中心主任、复旦大学附属华山医院感染科主任张文宏教授担任主编。针对本轮奥密克戎感染速度快、波及面广的特点，民众普遍产生困惑、焦虑，各种信息鱼龙混杂，如何理性认识、科学应对、有效防控，成为当今社会的关注焦点。

本书以问答的形式、清晰的条线、简练的文字、生动的配图，给出科学、权威、严谨、实用的解答，帮助大家进一步认识新冠病毒奥密克戎变异株的传播特点，指导大家做好防护，提高疫苗接种率，降低感染风险，保护好高龄老人和有基础疾病的脆弱人群，降低感染新冠病毒导致的重症发生率。本书配合国家对疫情防控策略的调整，能更好地协助新冠病毒感染者尽快康复，回到正常的工作和生活中。

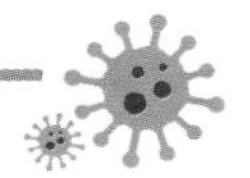

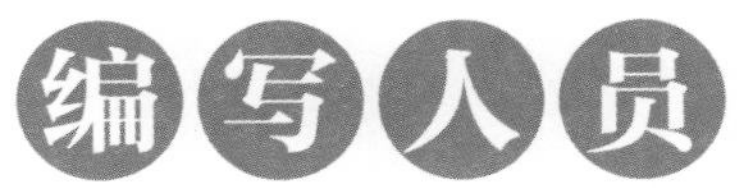

组　编　国家传染病医学中心

顾　问　邬惊雷

主　编　张文宏

编　者　王新宇　阮巧玲　周　晛　杨清銮

　　　　赵华真　张冰琰

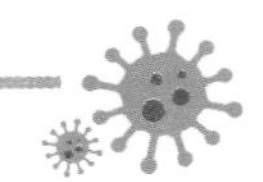

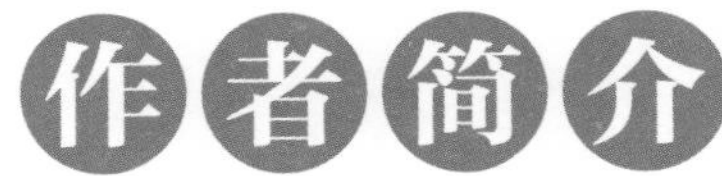

作者简介

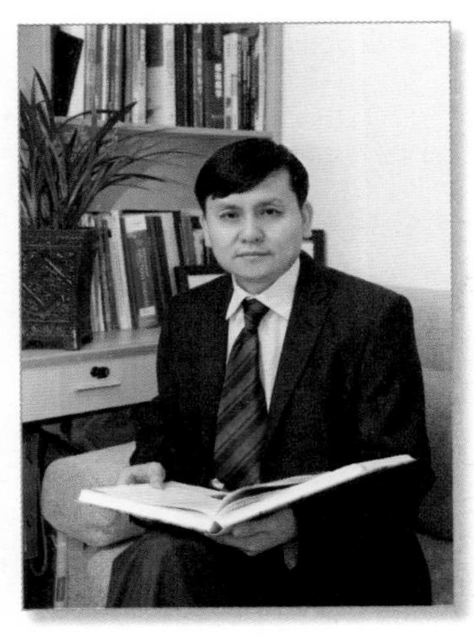

张文宏

上海市新冠肺炎医疗救治专家组组长，复旦大学附属华山医院感染科主任，教授，博士生导师，教育部长江学者特聘教授。毕业于上海医科大学医学系，先后担任香港大学、美国哈佛大学医学院及芝加哥州立大学微生物系访问学者以及博士后工作。现任国家传染病医学中心主任，复旦大学上海医学院内科学系主任，中华医学会感染病学分会副主任委员，中华预防医学会感染性疾病防控分会副主任委员，中国医师协会内科医师分会副会长，上海市感染病医师协会名誉会长，《中华传染病杂志》总编辑，*Emerging Microbes & Infections*副主编。曾多次获得中华医学奖、上海市科技进步奖等科技成果奖项。主编及参编各类感染病学专著近20部。荣获全国抗击新冠肺炎疫情先进个人、全国优秀共产党员、最美教师、上海工匠、上海市劳动模范、上海市领军人才等称号；并获得第二届全国创新争先奖、第十二届中国医师奖、2020年度上海市市长质量奖。带领复旦大学附属华山医院感染科，连续12年在全国专科声誉排行榜单（复旦版）中排名第一。

长期以来坚持临床一线工作，对新发重大传染病诊治有丰富经验。2003年参与“非典”防控与患者救治，协助全国白求恩奖章获得者翁心华教授主编国内首部介绍SARS的专业图书《严重急性呼吸综合征——一种新出现的传染病》；2013年参与H7N9禽流感防控工作，并牵头完成上海市综合性医院禽流感H7N9防治联合攻关项目，于2016年获得国家防控H7N9先进个人。团队专家曾被派遣到非洲参加埃博拉病毒等重大传染病疫情的救治。

自2019年末新冠肺炎疫情发生以来，任上海市新冠肺炎医疗救治专家组组长，负责上海市新冠肺炎患者的救治。同时连续在复旦大学附属华山医院感染科微信公众号“华山感染”撰写发表新型冠状病毒感染的肺炎疫情解读相关科普文章，并在接受媒体采访、网络直播采访等多个场合，以生动有趣的语言向大众传播疫情相关科普知识，反响热烈。

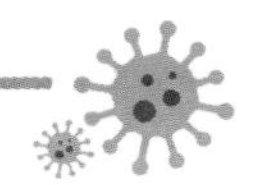

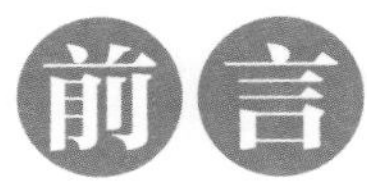

前言

自2019年末，新冠病毒在全世界肆虐流行已经整整3年。相较于3年前，我们对新冠病毒的传播特点及其对人类的危害已经有了较为深入的认识，全世界共同抗击新冠病毒的决心已定，全中国都在动员各方力量、各种资源，为控制疫情和降低感染者的重症率和病死率尽心竭力，我们希望在走出疫情时能够最大限度地保护我们的脆弱人群。当前，我们认识到2021年末奥密克戎变异株开始在全世界流行时，其更高的传播能力和更低的致病性已经成为本轮疫情的特点，但是大量人群同时感染仍然会带来很大的医疗负担，这些都需要包括我们国家在内的世界各国随时对控制该病流行的防范策略进行调整，从而应对疫情的发展。

然而，不管病毒如何变异，“控制传染源”“切断传播途径”“保护易感人群”依旧是控制传染病的不二法门。为了降低奥密克戎变异株传播对整个社会造成的影响，正确应对感染后的各种问题，需要我们每一个人努力，配合分级、分层诊疗措施的落地，避免疫情对医疗系统造成冲击。

本书以问答形式，帮助大家进一步认识新冠病毒奥密克戎变异株的传播特点，指导大家做好防护，提高疫苗接种率，降低感染风险，保护好高龄老人和有基础疾病的脆弱人群，降低感染新冠病毒导致的重症发生率。同时也希望帮助大家正确处理感染后的各种问题，协助新冠病毒感染者尽快康复，回到正常的工作和生活中。

本书的编写得到了上海健康公益中心（筹）的大力支持，在此表示由衷的感谢！

相信在全体民众的共同努力下，我们终将走出新冠疫情，战胜这场波及全球的新冠大流行，拥抱美好的明天！

张文宏

2022年12月

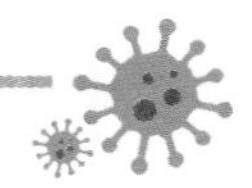
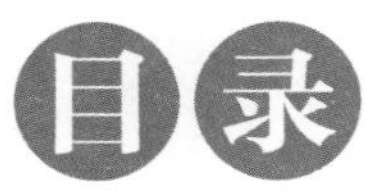

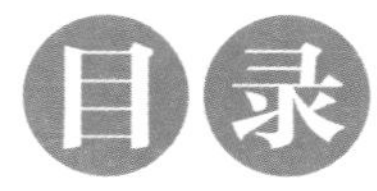

目录

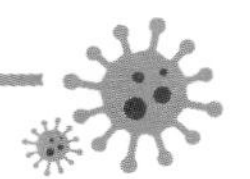

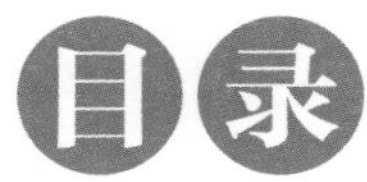
目录

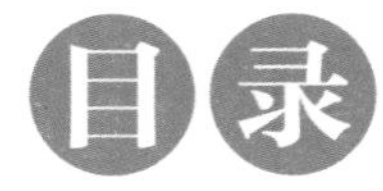

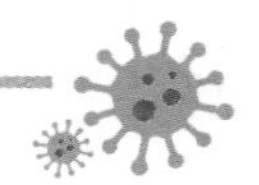

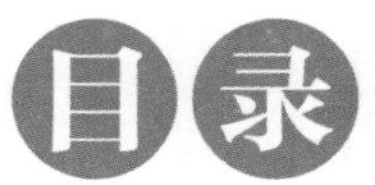

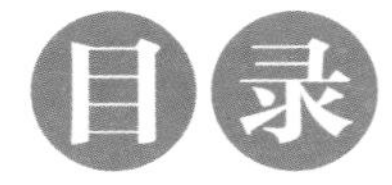

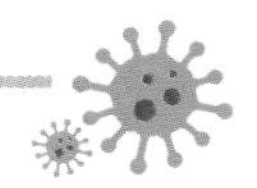

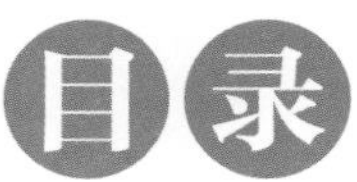

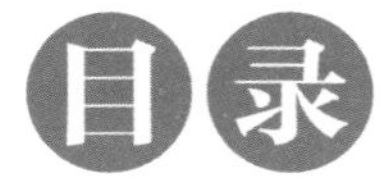

快速了解奥密克戎变异株

什么是新冠病毒和奥密克戎变异株?

新型冠状病毒（SARS-CoV-2，简称“新冠病毒”）属于冠状病毒科，是造成“2019冠状病毒病”（COVID-19）的病原体。“CO”和“VI”都来自冠状病毒的英文coronavirus；而“D”则代表疾病（disease）；数字“19”意思是2019年，代表该病毒首次于2019年被发现。

从疫情暴发至今，全球至少发现了上百种SARS-CoV-2的变异株，包括阿尔法（Alpha，B.1.1.7）、贝塔（Beta，B.1.351）、伽马（Gamma，P.1）和德尔塔（Delta，B.1.617.2）变异株等，都曾造成大规模流行。奥密克戎变异株初次于2021年11月24日在南非被报道，因其传播力极强，很快受到关注。中国在2021年12月9日首次发现了由奥密克戎变异株引起感染的病例。目前，奥密克戎亚变异株 BA.4和BA.5及最近的其他子变异株，如BA.2.75、BA.4.6、BF.7、BQ.1、BQ.1.1和XBB等，正在世界范围内流行。

谁会变成传播的源头?

主要是新冠病毒感染的患者。无症状感染者也可成为传染源。

病毒通过什么方式传播?

可以人传人。经呼吸道飞沫和直接接触是新冠病毒主要的传播途径，在相对封闭的环境中，由于长时间暴露于高浓度气溶胶环境，存在经气溶胶传播的可能，其他传播途径尚待明确。

哪些人会感染新冠病毒?

人群普遍易感。

与感染者接触后，多久会出现症状?

潜伏期多为2~4天。

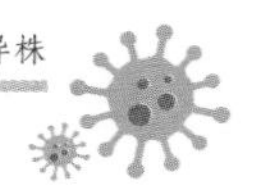

感染后常见的症状有哪些?

总体来说，奥密克戎变异株感染引起的疾病症状比以往的变异株引起的感染症状更轻，常见的症状包括发热、咽痛、咳嗽、头痛、肌肉痛和乏力等，这些与普通感冒症状相似。奥密克戎致人体失去味觉或失去嗅觉的发生率较其他变异株低。

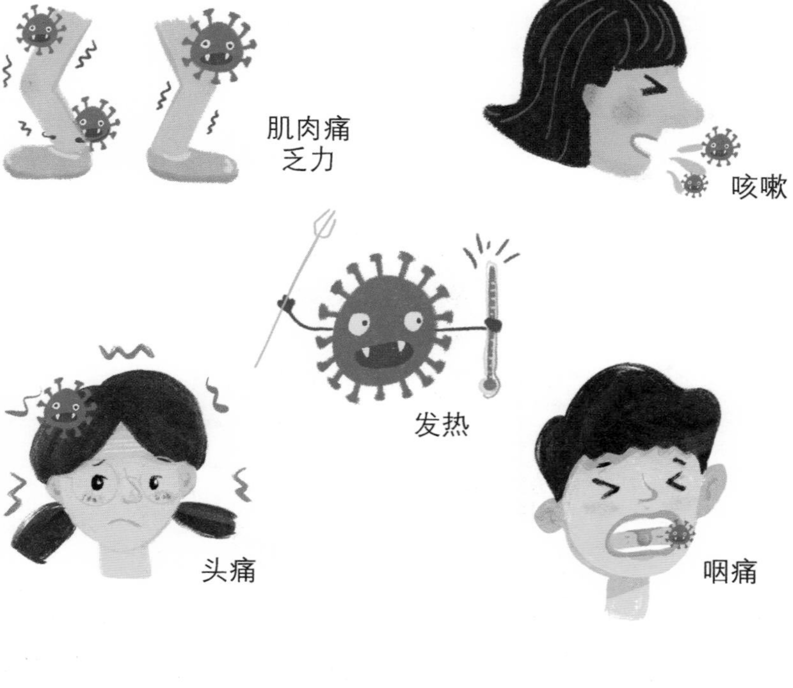

肌肉痛
乏力

咳嗽

发热

头痛

咽痛

感染后如何治疗？有没有预防的方法？

大部分感染奥密克戎变异株的轻症患者无须特殊的医疗救治；但是对于少部分人，如未接种过疫苗的老年人，有肿瘤病史、血液病病史、心力衰竭病史、慢性支气管炎病史等人群，感染奥密克戎变异株仍可能出现重症，甚至威胁生命，需住院治疗。

全程接种疫苗、及时接种加强针，是目前预防新冠病毒奥密克戎变异株所导致的重症和死亡的最有效措施。

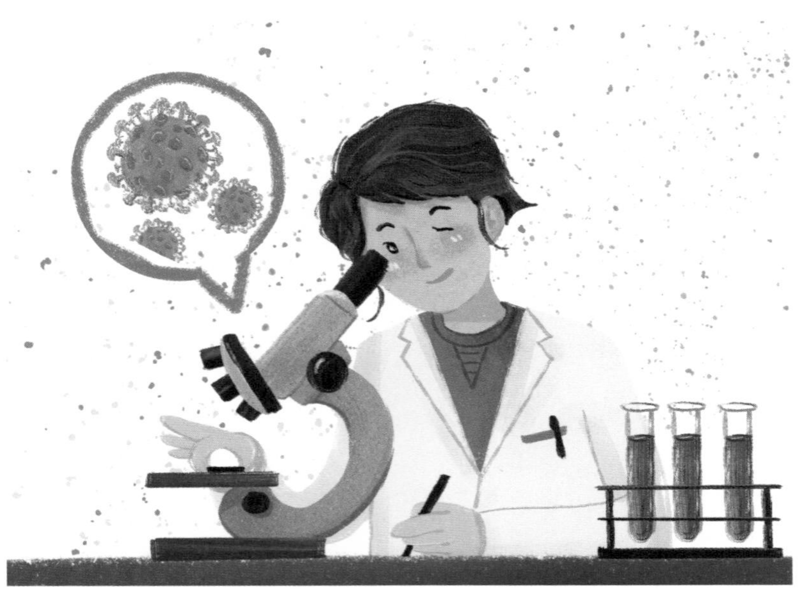

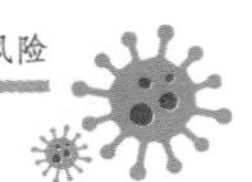

如何保护自己，降低感染风险

如何正确使用口罩？

一次性医用口罩/医用外科口罩的正确使用方法如下：

❶ 鼻夹朝上，深色面朝外（或褶皱朝下）。

❷ 上下拉开褶皱，将口罩覆盖口、鼻、下颌。

❸ 将双手指尖沿着鼻梁金属条，由中间至两边慢慢向内按压，直至紧贴鼻梁。

❹ 适当调整口罩，使口罩周围充分贴合面部。

标准的外科口罩分3层：外层有阻水层，可防止飞沫进入口罩；中层有过滤层；近口鼻的内层用于吸湿。

※注意：佩戴多个口罩不能有效增加防护效果，反而增加呼吸阻力，并可能破坏密合性。

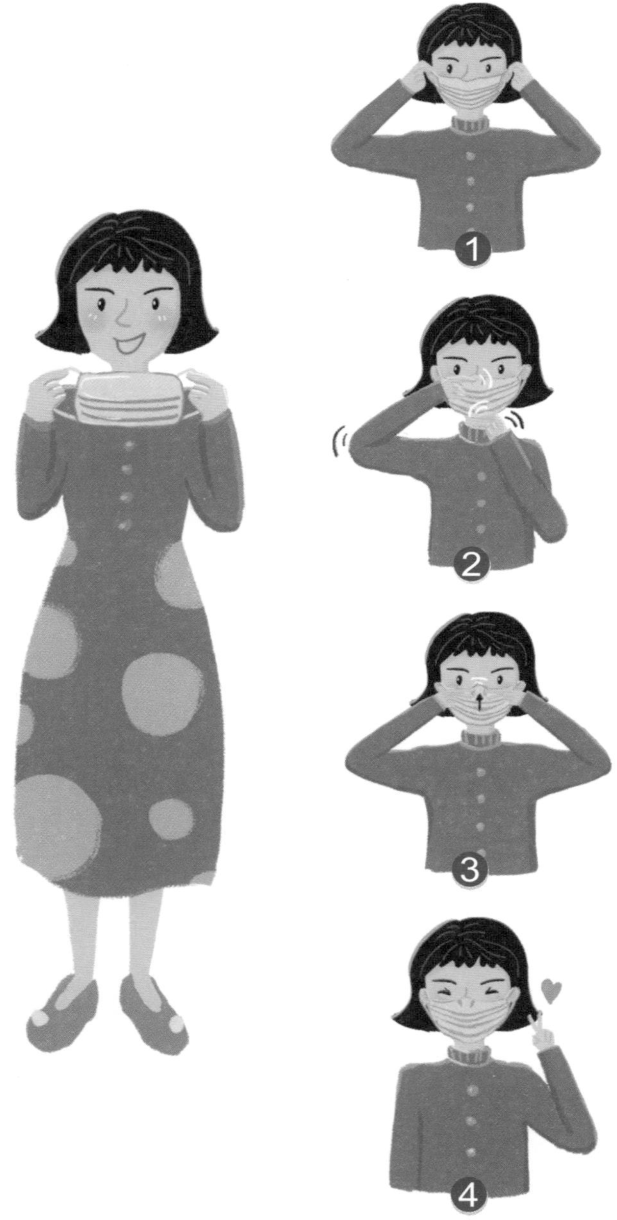
1
2
3
4

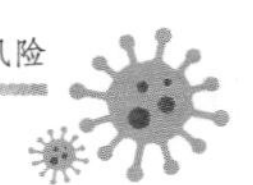

什么时候洗手？

从公共场所返回、接触公共物品后、咳嗽或打喷嚏用手捂之后、脱口罩后、饭前便后、接触脏物后等。

用什么洗手？

洗手液或肥皂加流水，或者使用含酒精成分的免洗洗手液。

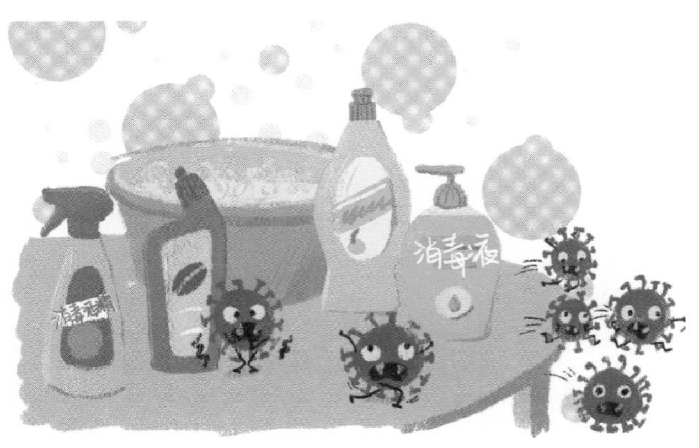

如何洗手？

❶ 在流水下，淋湿双手。

❷ 取适量洗手液或肥皂，均匀涂抹至整个手掌、手背、手指和指缝。

❸ 认真搓双手至少15秒，具体操作如下：

• 掌心相对，手指并拢，相互揉搓。

• 手心对手背沿指缝相互揉搓，交换进行。

• 掌心相对，双手交叉指缝相互揉搓。

• 弯曲手指使指关节在另一手掌心旋转揉搓，交换进行。

• 右手握住左手大拇指旋转揉搓，交换进行。

• 将5个手指尖并拢放在另一手掌心旋转揉搓，交换进行。

❹ 在流水下彻底冲净双手。

❺ 用干净毛巾或纸巾擦干双手。

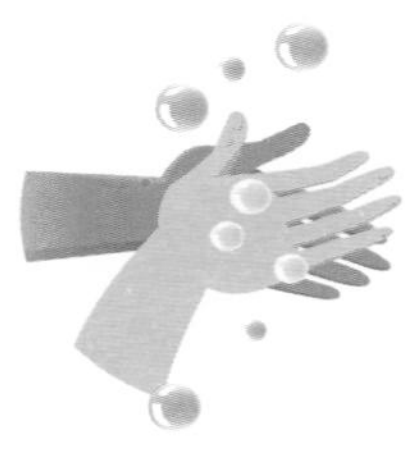

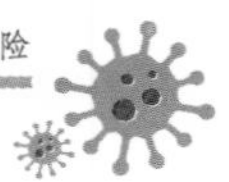

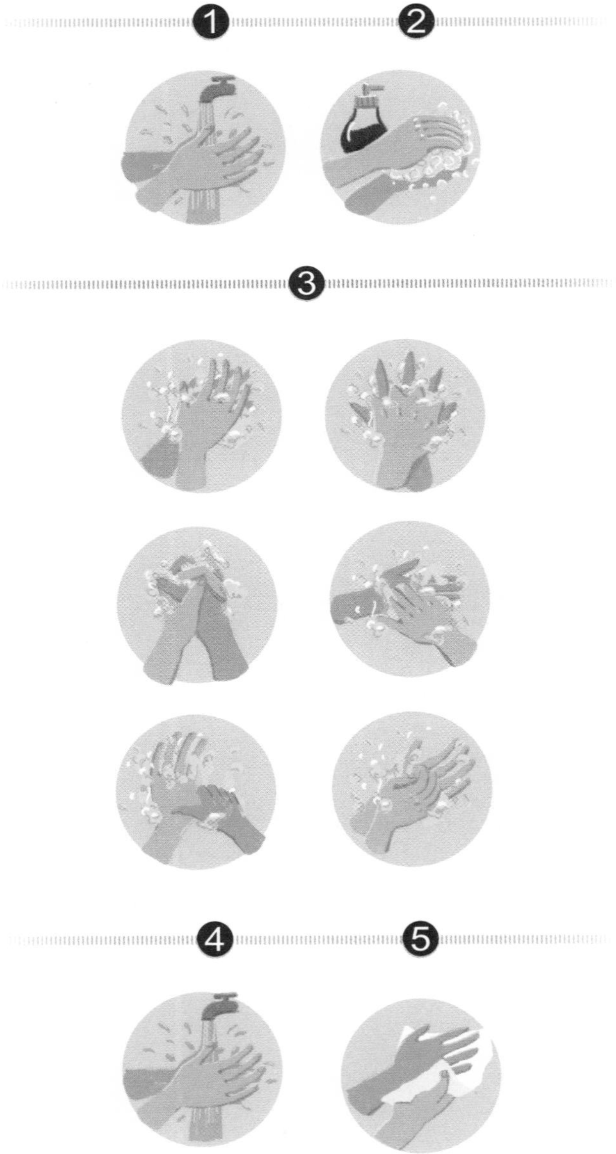

1 2

3

4 5

出行的注意事项有哪些?

• 在公共场所应佩戴口罩，特别是在公共交通工具上、在人流密集的公共场所。

• 条件允许的情况下，可选择步行、骑自行车或自驾出行。

• 避免接触有发热、咳嗽等症状的人，如果遇到，需保持1米以上距离。

• 咳嗽、打喷嚏时用纸巾或屈肘将口鼻完全遮住。

• 减少接触公共场所的公共物品。

• 避免用脏手触摸口鼻、揉眼睛等。

• 勤洗手，可以自备含消毒酒精的免洗洗手液、消毒湿巾等产品。

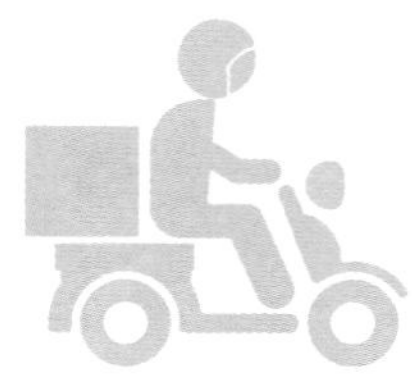

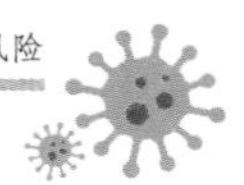

多人一间办公室如何防护？

• 确保工作环境清洁卫生，保持室内空气流通。

• 工作人员随身携带备用口罩，与他人近距离接触时佩戴。

• 加强通风、换气。若使用中央空调，要保证运行正常，加大新风量，采用全空气系统需关闭回风阀。

• 定期用消毒液为办公室设备、门把手等消毒。

• 注意手卫生。各类场所应配备洗手龙头、洗手液、擦手纸或干手机；养成勤洗手的好习惯。

• 如果出现发热、乏力、干咳及胸闷等症状，应暂时不要上班，并根据情况及时就医。

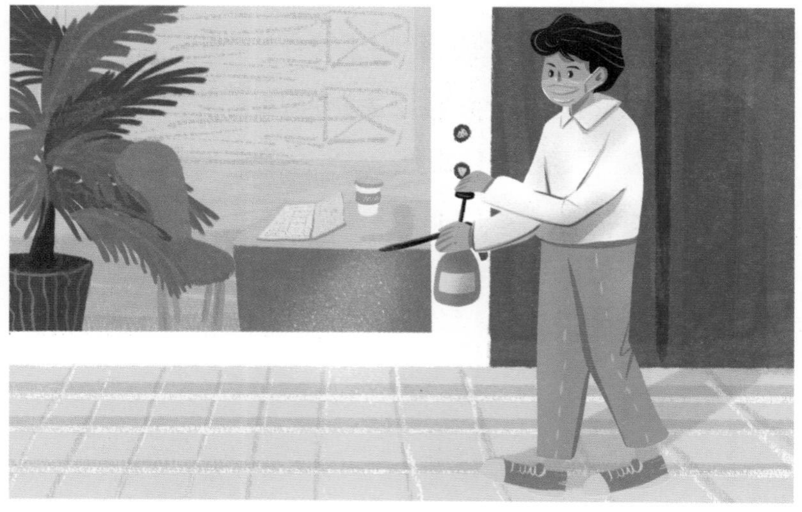

去购物场所（超市、菜场、商场）需要如何防护?

配合各场所进行体温测量等防疫措施。购物、结账时与他人保持1米以上安全距离。推荐自助购物、非接触扫码付费，尽量减少排队时间。

购物场所管理人员需监测员工身体健康状况；工作人员应佩戴口罩，注意手卫生。

去饭店、餐厅需要如何防护?

就餐前

- 配合测量体温等防疫措施。
- 排队过程中要佩戴口罩，减少语言交流，与相邻顾客保持一定的安全距离。
- 选择表面清洁的桌椅，最好是室外、靠近门窗等通风比较好的位置就座。
- 注意手卫生，餐前洗手或使用含酒精的免洗洗手液。

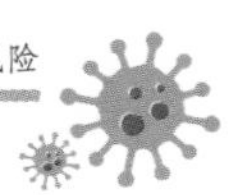

就餐时

- 摘下口罩时注意保持口罩内侧的清洁，避免污染。
- 鼓励错峰用餐，减少堂食和交流。
- 推荐使用公筷、公勺或采用分餐制。

就餐后

建议选择扫二维码等非直接接触的电子支付方式，减少在餐厅的逗留时间。

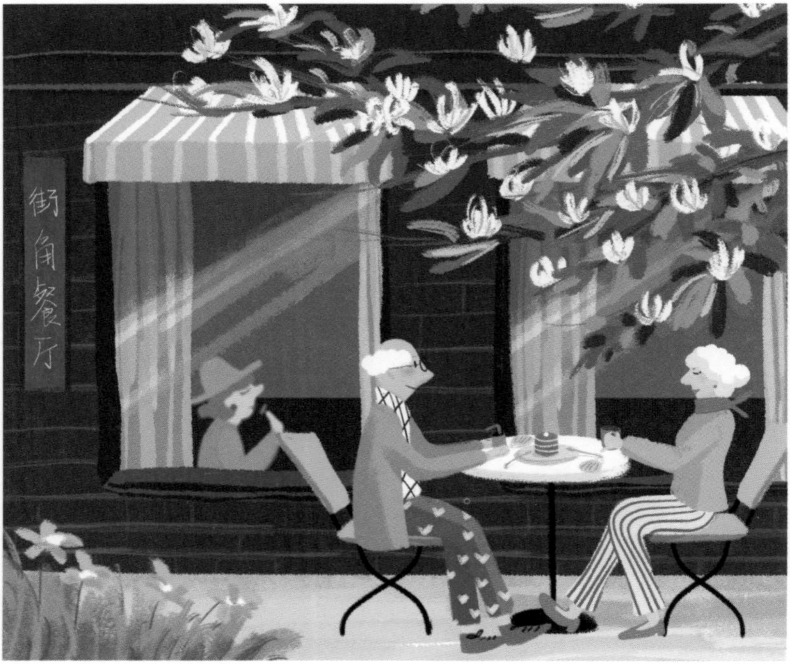

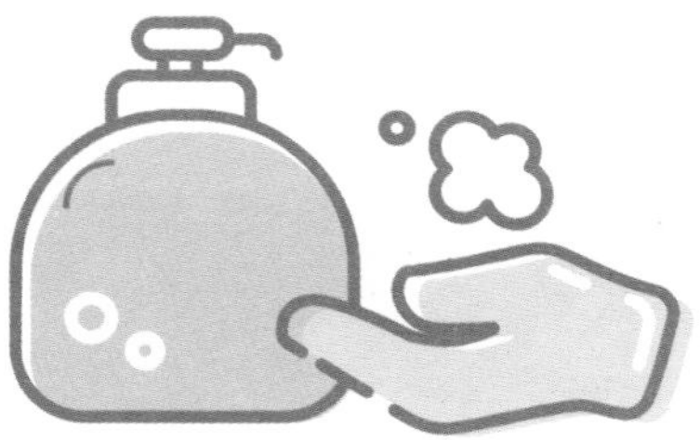

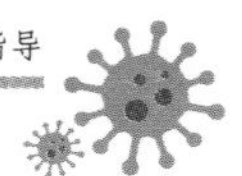

感染奥密克戎后的居家康复指导

如何正确进行快速抗原检测和判读?

自测前准备

❶ 洗手。

❷ 仔细阅读抗原检测试剂盒说明书，了解自测的流程及注意事项。

❸ 检查试剂的保质期及完整性。

❹ 环境温度应为14~30℃，避免过于潮湿。

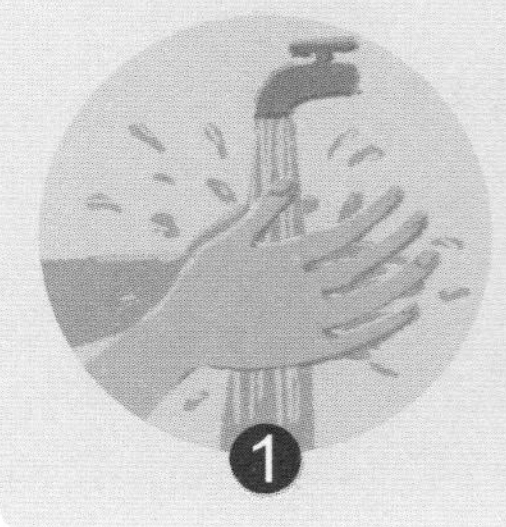

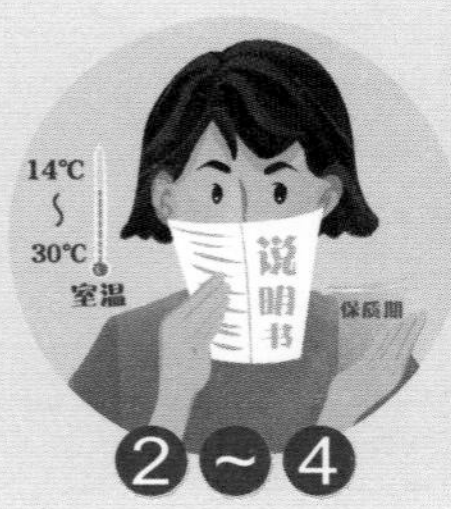

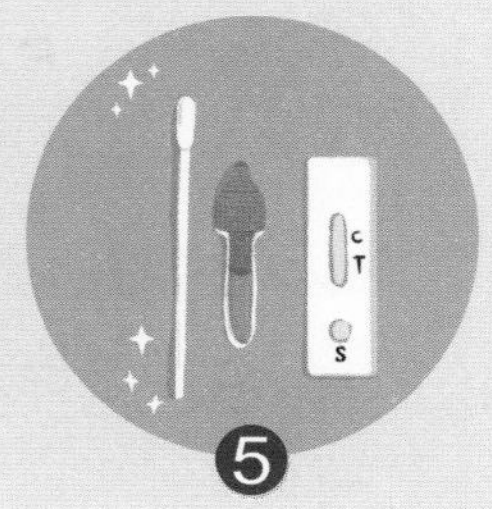

❺ 拆除抗原检测卡包装后，将其置于平坦、清洁处。

样本采样

>14岁青少年可自行进行鼻腔拭子采样，2~14岁儿童应该由成人协助其采样。

❶ 如有鼻塞、流涕情况，先用纸巾擤去鼻涕。

❷ 小心拆开鼻拭子的外包装，避免手部接触拭子头。

❸ 头部微后仰，一手执拭子末端贴一侧鼻孔进入，沿下鼻道的底部向后缓缓伸入1~1.5厘米，贴鼻腔旋转至少4圈（停留时间不少于15秒），随后使用同一拭子对另一侧鼻腔重复相同的操作。

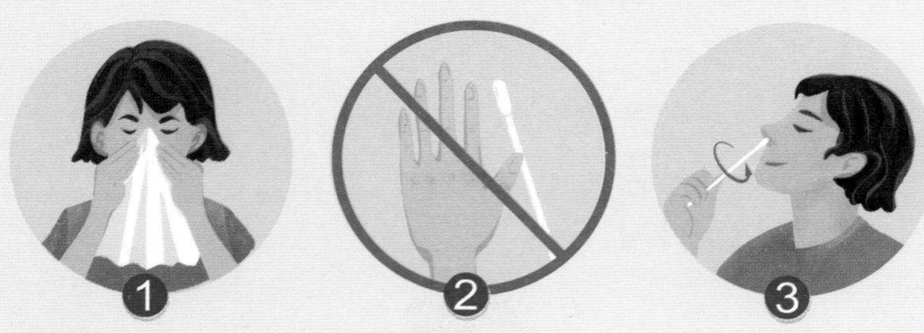

抗原检测

❶ 将采集样本后的鼻拭子立即置于采样管中，拭

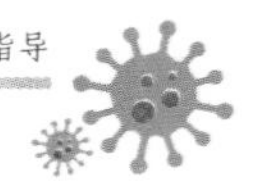

子头应在保存液中旋转混匀至少30秒，同时用手隔着采样管外壁挤压拭子头至少5次，确保将样本充分洗脱于采样管中。

❷ 用手隔着采样管壁，将拭子头液体挤干后，弃去拭子。

❸ 盖好采样管盖后，将液体垂直滴入检测卡样本孔中。

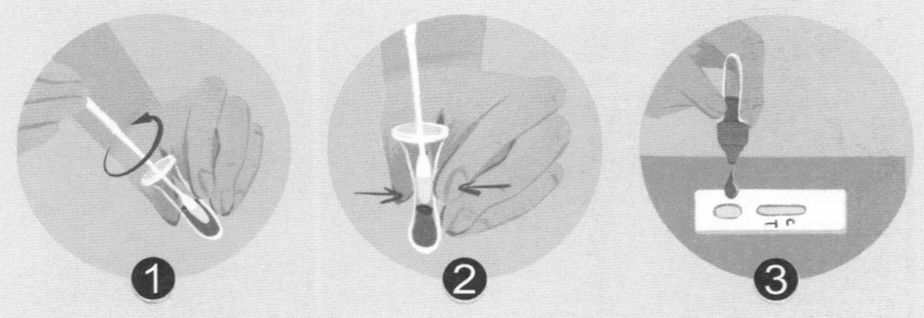

结果判读

根据试剂说明书，等待一定时间后进行结果判读。抗原检测卡上一般有3个字母标记，“C”为质控线（control line），“T”为测试线（test line），“S”为样本孔（sample hole）。

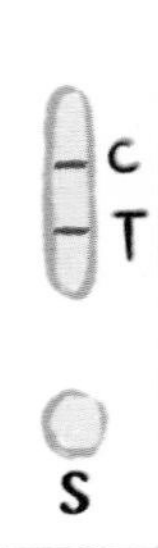

阳性结果

• 阳性结果：“C”和“T”处均显示红色或紫色条带，“T”处条带颜色可深可浅，均为阳性结果。

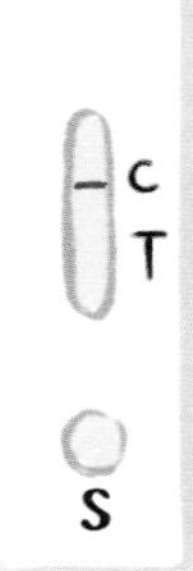

• 阴性结果："C"处显示红色或紫色条带，"T"处未显示条带。

阴性结果

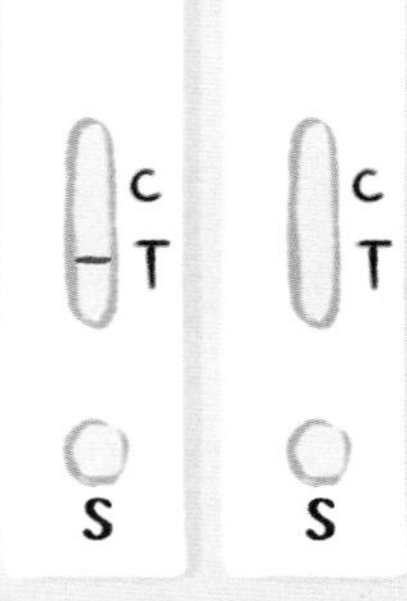

• 无效结果："C"处未显示红色或紫色条带，无论"T"处是否显示条带。结果无效，需重新取试纸条重测。

无效结果

废弃物处理

❶ 检测结果不论是阴性还是阳性，都应将所有使用后的采样拭子、提取管、检测卡等装入密封袋，放入干垃圾桶。

❷ 检测完毕，彻底消毒操作区域，并清洗和消毒双手。

※注意：按照说明书使用快速抗原检测试剂是安全的，但是快速抗原试剂所使用的溶液含有化学物质，如果被误服或摄入，可能危害健康。绝不可以吸入人体，且应该避免眼睛或皮肤接触到溶液。如果意外溢出，需用水冲洗干净。进行快速抗原检测后也应该清洗双手。儿童应在成人协助下完成，且快速抗原检测试剂应放置在儿童及宠物接触不到的位置。

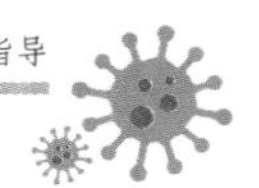

如何判断自己的严重程度和危险程度？

国家针对居民不同基础疾病和疫苗接种情况制定了风险评估标准。

评估的主要维度包括：①年龄。②有无基础疾病，或者基础疾病是否稳定。③接种疫苗情况。

常见的较为严重的基础疾病患者包括肾功能不全正在接受透析的患者、长期使用免疫抑制剂的免疫缺陷和器官移植后人群、患有肿瘤正在接受放疗和化疗或免疫治疗的人群等。

风险等级	居民情况		
低风险 一般人群	◦ 年龄<80岁； ◦ 无基础疾病	◦ 年龄<80岁； ◦ 基础疾病稳定； ◦ 全程接种疫苗	
中风险 次重点人群	◦ 年龄<65岁； ◦ 基础疾病不稳定； ◦ 全程接种疫苗	◦ 年龄65~80岁； ◦ 基础疾病稳定； ◦ 未全程接种疫苗	◦ 年龄>80岁； ◦ 无基础疾病或基础疾病稳定； ◦ 全程接种疫苗
高风险 重点人群	◦ 年龄<65岁； ◦ 基础疾病不稳定； ◦ 未全程接种疫苗	◦ 年龄65~80岁； ◦ 基础疾病不稳定； ◦ 无论是否全程接种疫苗	◦ 年龄>80岁； ◦ 基础疾病稳定或不稳定； ◦ 未全程接种疫苗

感染了奥密克戎是否可以居家康复?

- 如果您属于未合并严重基础疾病的无症状感染者或者轻型病例，并且家庭环境又具备照护的条件，那么完全可以在家里进行自我健康观察。
- 如果您属于高风险重点人群，则要慎重。

感染奥密克戎后的一般临床表现和病程规律是怎样的?

感染奥密克戎后的症状存在个体差异，典型的感染者病程通常为7天左右，发热一般不超过3天，早期主要表现为咽干咽痛、咳嗽、发热等症状。一般第4天症状逐渐好转，第6~7天开始出现抗原检测结果转阴。

症状的轻重与感染的亚型可能有相关性。而对于部分老年患者，尤其是合并基础疾病的老年患者，病程可能更为复杂。

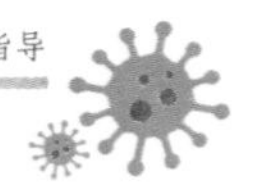

症状	第一天	第二天	第三天	第四天	第五天	第六天	第七天
体温 37.3℃	症状较轻	开始出现发热；高热至39℃左右	症状最重的一天	体温高峰开始下降；降为正常不再发热	体温基本降到正常		所有症状开始明显好转
咽干咽痛	轻微	加重	加剧	持续	持续	减轻	明显好转
酸痛乏力	轻微	加重	加剧	持续	持续	减轻	明显好转
咳嗽咳痰	尚无	尚无	出现症状	出现症状	持续	加重	明显好转
流涕鼻塞	尚无	尚无	尚无	出现症状	持续	加重	明显好转
肠胃不适	尚无	尚无	出现症状	出现症状	减轻	减轻	明显好转
抗原检测	阴性	阳性	阳性	阳性	阳性	可能转阴	很大可能转阴

注：此图所示为已接种疫苗、无基础疾病的中青年患者的常见病程。

儿童患者潜伏期更短，一般感染后更短时间内就会出现发热症状，**婴幼儿体温可能高达39~40℃，需要警惕热性惊厥**。儿童患者**第3天开始出现体温下降**，间断发热，并出现鼻塞、流涕、咳嗽等症状，经过对症治疗，**第6~7天逐渐好转**。

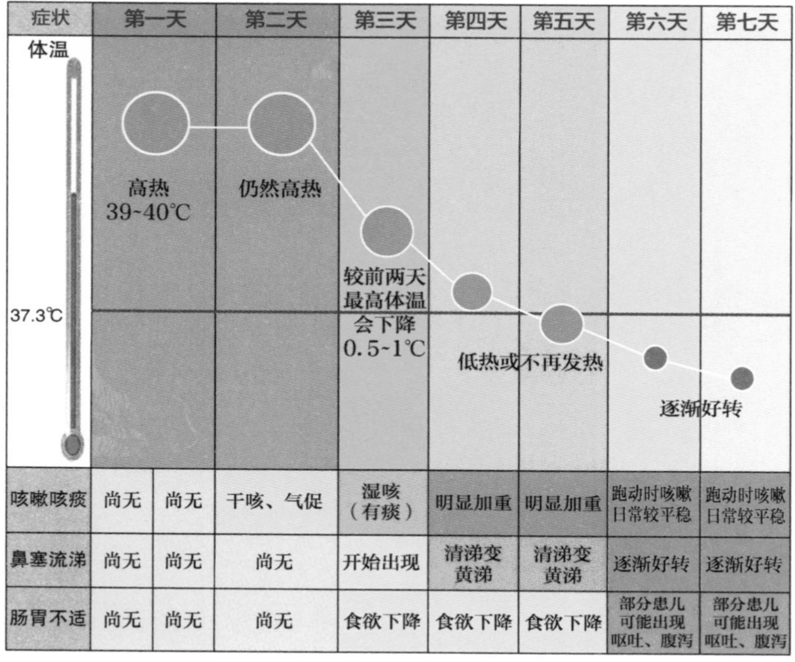

症状	第一天		第二天	第三天	第四天	第五天	第六天	第七天
咳嗽咳痰	尚无	尚无	干咳、气促	湿咳（有痰）	明显加重	明显加重	跑动时咳嗽日常较平稳	跑动时咳嗽日常较平稳
鼻塞流涕	尚无	尚无	尚无	开始出现	清涕变黄涕	清涕变黄涕	逐渐好转	逐渐好转
肠胃不适	尚无	尚无	尚无	食欲下降	食欲下降	食欲下降	部分患儿可能出现呕吐、腹泻	部分患儿可能出现呕吐、腹泻

注：此图所示为学龄前儿童患者常见病程。

感染者什么情况下需要就医？

当出现呼吸困难或气促，经过药物治疗后体温仍然持续高于38.5℃超过3天时，或者原有的基础疾病明显加重且不能控制时，或者儿童出现嗜睡、持续拒食、喂养困难、持续腹泻或呕吐时，或者孕妇出现头痛、头晕、心慌、憋气等症状，以及出现腹痛、阴道出血、流液、胎动异常等情况时，需要外出就医。

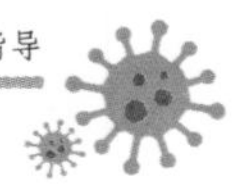

外出就医时，全程做好个人防护，点对点到达医疗机构，就医后点对点返回家中，尽量避免乘坐公共交通工具。

出现这些情况要及时就医

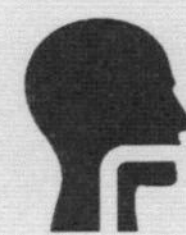

呼吸困难或气促

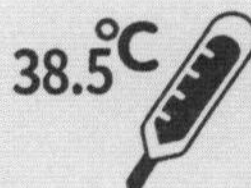

经药物治疗后体温仍持续高于38.5℃，超过3天

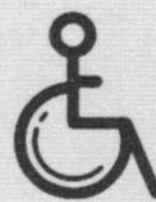

原有基础疾病明显加重且不能控制

儿童出现以下情况
嗜睡、持续拒食、喂养困难、持续腹泻或呕吐等

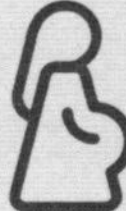

孕妇出现以下情况
头痛、头晕、心慌、憋气等症状，或出现腹痛、阴道出血或流液、胎动异常等

居家康复者如何进行健康监测？

对于选择居家康复的感染者，在保证自己能够吃好、休息好的同时，还需要学会自己监测以下指标：症状、体温、脉搏和氧饱和度。

居家健康监测

症状

普通症状：发热、咽痛、咳嗽、乏力、鼻塞、头痛等
高危症状：呼吸困难、胸痛、意识模糊、持续高热

体温

家里可常备一支体温计（水银温度计、额温枪、耳温枪均可）；每天早、晚各测量一次体温

氧饱和度

特别是家中有高风险患者时，可备一个指夹式血氧仪；当氧饱和度持续低于95%时请就诊

脉搏

可通过手环/智能手表等测量，也可通过血氧仪监测

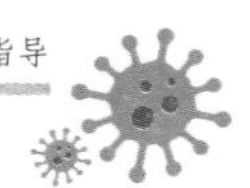

如何正确使用指夹式血氧仪?

指夹式血氧仪可以较准确地检测脉率和血氧饱和度，判断感染者是否存在低氧血症，因此学会使用指夹式血氧仪至关重要。

血氧饱和度结果判读

- “SpO_2%”：血氧饱和度。
    - 正常范围：95%~100%。
    - 出现情况：若低于正常范围且持续下降，同时出现胸闷、呼吸困难等症状，需警惕并及时就医。
- “PR bpm”：脉率，即每分钟脉搏的搏动数。
    - 正常范围：60~100次/分。
    - 出现情况：发热状态下脉率会增快，一般每升高1℃，脉率可能增加10~20次/分。

使用步骤和注意事项

❶ 使用指夹式血氧仪前请洗手，如果双手不够温暖，可以将手捂热。

❷ 启动指夹式血氧仪。

❸ 将指夹式血氧仪夹在手指上，最常选择食指或

中指，该手指不应该涂有指甲油或者有假甲。

❹ 读取稳定后数值（PR bpm——脉率；SpO_2%——血氧饱和度）。

❺ 人体正常的血氧饱和度在95%~100%。

❻ 如有两次血氧饱和度在94%以下（数次呼吸后或更换手指后），需要尽快就医。

❼ 如果血氧饱和度持续在92%以下，需前往急诊就诊。

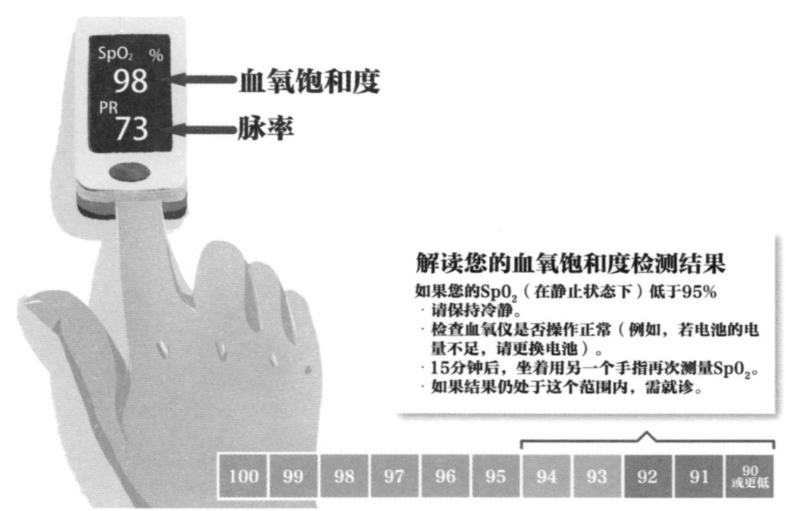

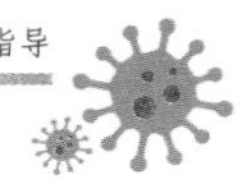

如何进行网上就诊和咨询?

• 中高风险的奥密克戎感染者，如果出现症状与一般病程不相符，症状加重明显，排除上述需要即刻就诊的情况，建议可以先通过互联网医院或向社区医生电话咨询和问诊，由专业医生判断是否需要就医。

• 基础疾病不稳定的患者，无论是感染者还是非感染者，可先通过互联网医院或向社区医生电话咨询和问诊。建议首先进行药物调整，如果仍无好转，及时到相应医疗机构就诊。

为方便市民在线获得健康咨询与就医配药等服务、避免人群聚集、降低交叉感染风险，市民可通过互联网医院在线就医配药。

出现发热、咽痛和咳嗽，应该如何正确服药?

奥密克戎感染后主要的对症治疗药物包括针对发热、咽干咽痛、咳嗽咳痰的药物。对于没有症状的感染者，切不可盲目服药，使用不当可能出现副作用。对症药物都是短期应用的药物，**没有必要囤积药物。**

针对发热、全身酸痛症状

推荐含有对乙酰氨基酚、布洛芬、双氯芬酸等成分的退热、止痛药物。

项目	布洛芬	对乙酰氨基酚
代表药物	美林、布洛芬等	泰诺林等
适用人群	◦ 混悬液/滴剂：≥6个月的儿童 ◦ 片剂：≥12岁的儿童及成人 ◦ 缓释胶囊：≥12岁的儿童及成人 不推荐孕妇使用	◦ 口服溶液/滴剂：≥2个月的儿童 ◦ 片剂：≥6岁的儿童及成人 ◦ 缓释片：≥12岁的儿童及成人
起效时间	1小时左右起效	半小时至1小时起效
持续作用时间	6~8小时	4~6小时

注：具体用法用量，请参考药物说明书中的“用法用量”信息，或者咨询医师、药师。

- 一般推荐体温＞38.5℃时服用，或者虽然体温＜38.5℃但是自觉不适明显。

※注意：**包含这类成分的药物不能一起服用，可能导致有效成分超量，造成肝肾功能损害**，尤其需要注意一些市面上的中成药或复方制剂，也可能有对乙酰氨基酚的成分，需要避免同时服用。

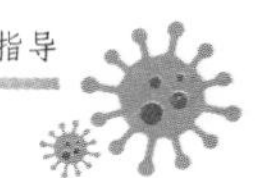

• 退热药物需要根据说明书使用，**两次服药有一定的时间间隔，切不可以自觉体温高就盲目加量。**尽量在短时间内使用最低的有效剂量控制症状，减少药物不良反应。

• 对于同类药物既往有过敏史者，禁用。

• 有消化道溃疡病史，肾功能不全、慢性肝病等基础疾病的患者，或者高龄老人，服用退热药需谨慎。

• 服用退热药物后如大量出汗，需注意补充水分。

• **如果连续服用3天，体温仍＞38.5℃，需要及时就诊。**

针对鼻塞、流涕等感冒症状

一些感冒药，如含有氯苯那敏、氯雷他定、西替利嗪、伪麻黄碱等成分（如复方氨酚烷胺、氨酚伪麻美芬片等），具有减轻鼻塞、流涕等症状的作用。由于很多感冒药同时含有对乙酰氨基酚等退热成分（不同药物剂量不一），其使用注意事项同退热药物，需要根据说明书使用。

针对咳嗽、咳痰症状

含有福尔可定、右美沙芬的药物可以改善咳嗽症状，含有溴己新、氨溴索、乙酰半胱氨酸、愈创甘油醚、桉柠蒎、氯化铵甘草等成分药物，具有化痰等作用，可根据说明书使用。

※注意：如果明确是奥密克戎造成的上呼吸道感染，不推荐常规使用抗生素（如阿莫西林、头孢菌素类等）。

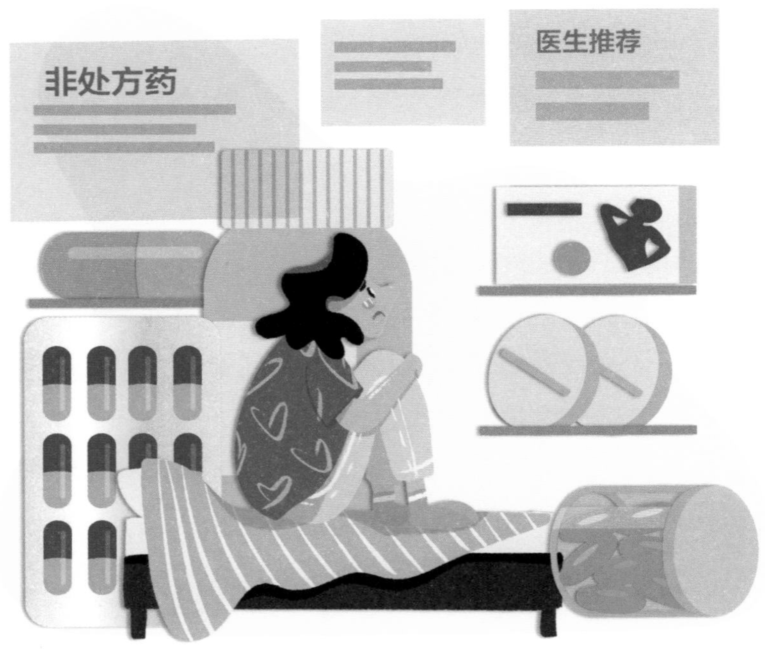

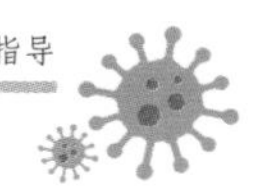

孕产妇和儿童可以选择哪些退热药物？

孕妇和儿童在服药前，需要参照药品说明书中的“用法用量”信息，或者咨询医生或药师，遵医嘱。

儿童退热

- 对乙酰氨基酚适用于2个月以上的儿童。
- 布洛芬适用于6个月以上的儿童。
- 2个月以下的婴幼儿发热，建议采用物理降温为主，如松包散热等，**并及时前往儿科就诊，避免延误病情**。

孕妇和哺乳期妇女退热

- 推荐对乙酰氨基酚。
- 需要注意复方制剂的退热药，因其含有多种成分，在妊娠期间使用风险增加，因此不推荐。
- 妊娠晚期使用布洛芬可能会导致胎儿动脉导管过早关闭。
- 复方氨酚烷胺中的金刚烷成分可能造成胎儿心脏畸形。
- 氨酚咖那敏片和美敏伪麻中含有伪麻黄碱，可能增加胎儿腹壁裂发生风险。因此不推荐服用复方的感冒药。

感染者如何做好防护，避免将奥密克戎传播给他人？

• 条件允许的情况下，感染者应该尽可能在家庭相对独立的房间居住，使用独立卫生间。关上房门，尽量避免与其他同住人面对面接触。其他人不应该进入感染者的房间或者住所。

• 在相对独立的房间外放置桌凳，作为非接触式传递物品的交接处。

• 如需要在其他同住人在场的情况下离开房间，需要正确佩戴紧贴面部的口罩，保持1米以上的距离，经常洗手及注意咳嗽礼仪，以尽量降低传播病毒的风险。

• 避免与其他同住人共同进餐或者共用私人物品（包括毛巾、餐具、水杯、漱口杯和牙膏等）。单独使用餐具，使用后应该清洗和消毒。

• 尽量打开窗户以保证居所空气流通，至少上、下午各开窗通风1次，每次30分钟以上。如有条件，最好在房间内安装空气净化器，持续运转并调至较高的效能运转。中央空调应该关闭回风。

• 做好卫生间、浴室等共用区域的通风和消毒，马桶冲水时应该先盖好马桶盖再冲水。独立卫生间可

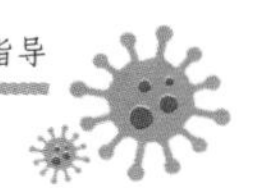

每日消毒1次，共用的卫生间应在感染者每次使用后消毒。

- 如果需要外出就医，应该正确佩戴外科口罩，**避免佩戴有呼吸阀或排气口的口罩**。直接使用点对点的方式前往医院，就医后点对点返回家中，尽量避免乘坐公共交通工具或者在公共场所停留。

感染者的生活垃圾应该如何正确处理?

将用过的纸巾、口罩、一次性手套及其他生活垃圾装入塑料袋，最好用双层袋子，避免泄露，表面喷洒消毒剂后放置于专用带盖子的垃圾桶，由同住人协助处置。

感染者在饮食方面有哪些注意事项?

新冠感染患者居家饮食要保证充足的能量与蛋白质，摄入必备的脂肪酸，多吃新鲜蔬菜和水果。

- 能量要充足。能量主要靠主食提供，每天需要摄入250~400克谷薯类食物，包括大米面粉、杂粮、薯类等。

• 保证蛋白质。每天需要摄入150~200克优质蛋白质类食物，即肉、鱼、虾、蛋、大豆；每天尽量吃一个鸡蛋，以及300克奶及奶制品。

• 摄入必需脂肪酸。通过多种烹调植物油增加必需脂肪酸的摄入，特别是富含不饱和脂肪的植物油。

• 多吃新鲜蔬菜和水果。每天最好吃250克以上的深色蔬菜和200~350克水果。

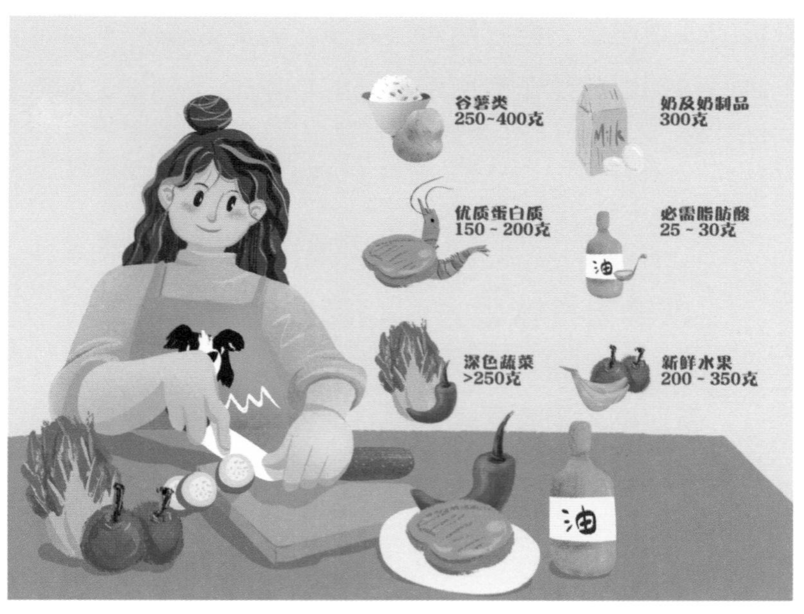

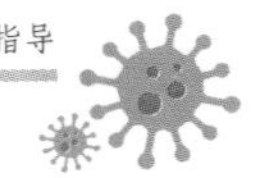

感染后如何减轻压力、舒缓情绪?

保证充足的优质睡眠

• 有规律的入睡和起床时间，如有必要，可使用闹钟叫醒。

• 尝试确保所处的环境舒心、静谧，避免过强的光线或噪音；尝试在睡前 1 小时停止使用手机和平板电脑等电子设备。

• 尽可能地减少尼古丁（如吸烟）、咖啡因和酒精的摄入。

• 尝试帮助入睡的放松技巧。

其他放松技巧

冥想、正念减压疗法、意念或可视化导引、沐浴、芳香疗法、做太极、做瑜伽和听音乐等，可减轻压力。

保持社交

这对感染者的精神健康很重要，与他人交谈有助于减轻压力，获得支持。可通过与家人、朋友打电话或网络交流，进行沟通、舒缓心境，获取社会支持。

需要帮助时，可拨打心理咨询热线或寻求专业心理医生帮助。

健康饮食与爱好

健康饮食和尽可能逐渐恢复日常活动或爱好，可改善情绪。

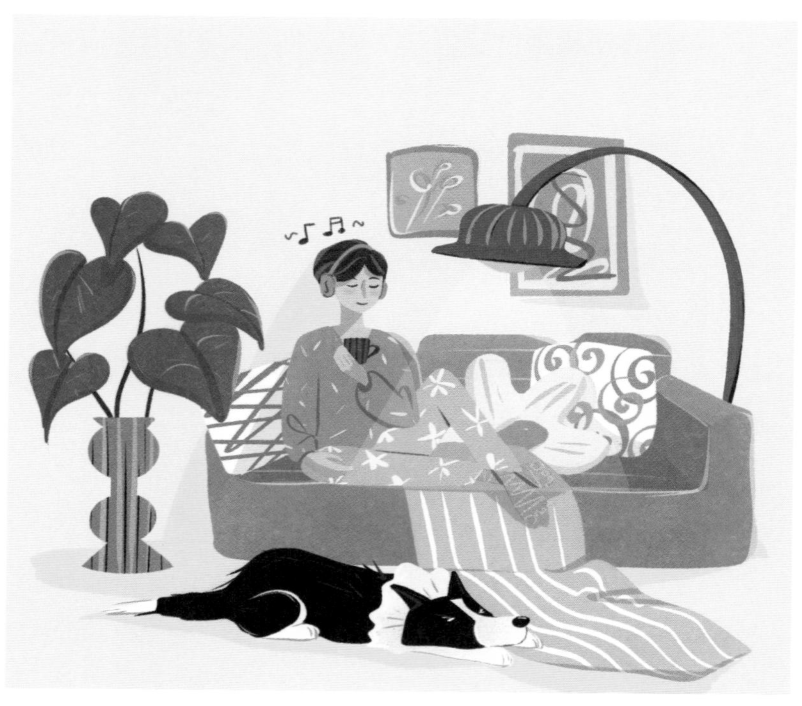

感染新冠病毒后到底有没有后遗症？

新冠病毒感染的后遗症，又称“长新冠”（long COVID）。有部分重症患者，在康复以后，还会遗留以下不少症状，这些症状可以持续数周、数月甚至更长时间。

- 乏力或疲倦。
- 思维障碍或不能集中精力。
- 呼吸急促或困难。
- 头痛、头晕。
- 心跳加速、胸口疼痛。
- 咳嗽。
- 关节或肌肉疼痛。
- 抑郁或焦虑。
- 发热。
- 嗅觉或味觉丧失等。

研究发现，感染新冠病毒后最常见的表现是焦虑、疲劳，可能是由重症患者药源性、医源性、心因性的因素所导致的。随着时间的推移，不断改善自己的健康状态，这些症状会慢慢消失，因此不必过度担心。

什么时候能恢复正常工作？

各地的具体规定可能略有不同，但总的来说，发病后前1周（特别是前3天）存在的传播风险较高，应该尽可能地居家康复。值得注意的是，国家对于新冠病毒感染的防治措施和要求仍在进行动态调整中，应关注不同疫情阶段的防控要求。

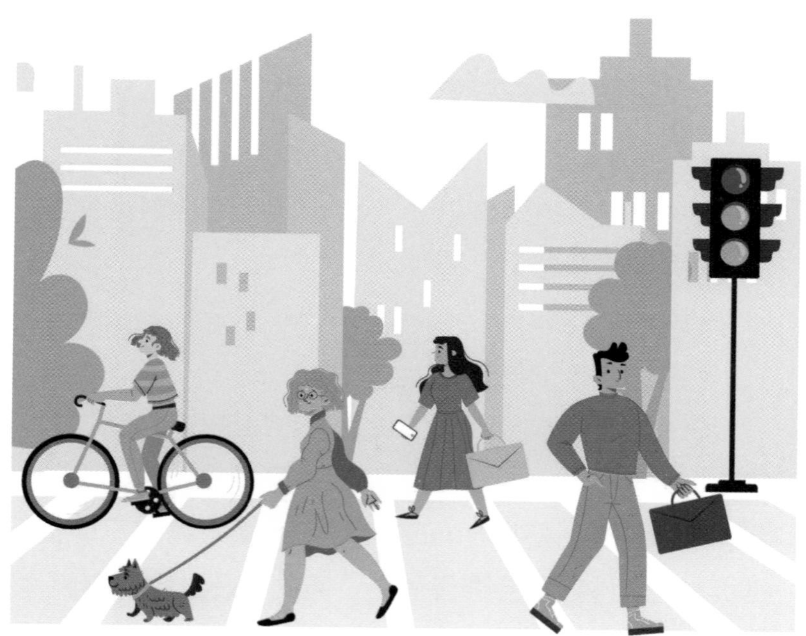

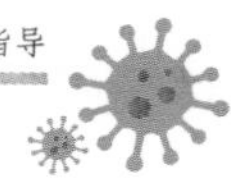

肿瘤患者在治疗期间感染了怎么办？

- 绝大多数癌症患者都应该尽早完成新冠疫苗全程接种及加强针的接种。
- 为了不显著影响癌症治疗的效果，如果癌症患者发生感染，通常应该暂停化疗或手术。
- 靶向药物通常不需要停用。
- 放疗和免疫治疗，可以根据具体情况来做决定。

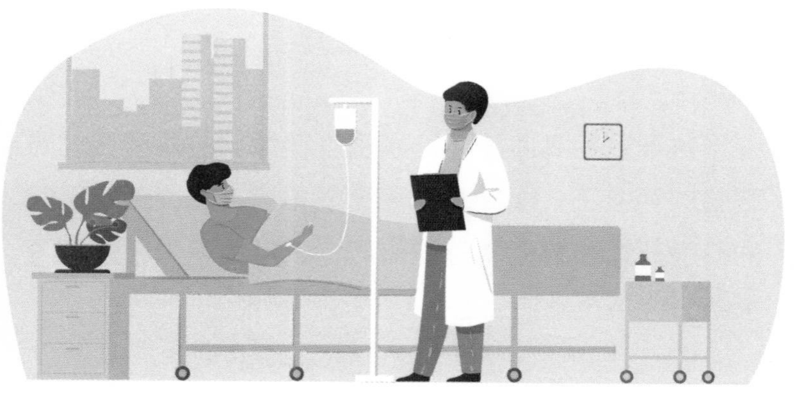

慢性呼吸系统疾病患者感染了怎么办？

慢性阻塞性肺疾病（COPD）等较为严重的肺部疾病患者，一旦出现叠加的肺部感染，可能导致疾病进一步加重。

该类患者如果感染新冠病毒后居家康复，建议进行血氧饱和度的监测。当血氧饱和度突然下降，或者原本不吸氧时血氧饱和度能够保持在95%以上，而感染后下降至低于95%时，需要及时到医院就诊。

当然，**咳嗽咳痰加重、咳黄浓痰、高热不退等也是需要到医院就诊的提示。**

心脑血管疾病、糖尿病患者感染了怎么办？

对于只是高血压、糖尿病等慢性病的患者，按时服药控制血压、保持血糖平稳很重要，建议储备足够的口服药物和胰岛素等注射药物，避免因为医疗资源紧张而中断正常的治疗。

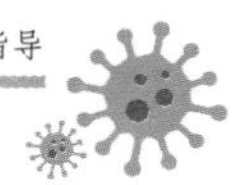

如果感染了奥密克戎，也不必过于紧张，应该在保持现有治疗方案的基础上加强血压和血糖的监测，必要时咨询社区医生。

但是如果血压、血糖出现较大波动，**出现随机血糖持续大于20 mmol/L、收缩压持续大于180 mmHg等情况，应该及时去医院就诊。**

如果出现突发的胸痛、肢体偏瘫、失语等提示突发心脑血管急症，需要立即呼叫120至急诊治疗，不应该再等待观察。

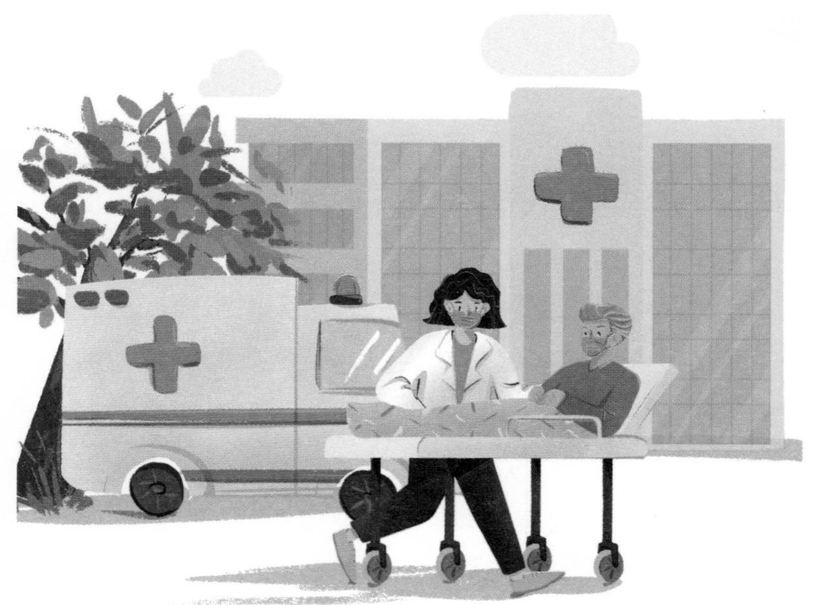

慢性肾功能不全正在血液透析治疗的患者感染了怎么办?

慢性肾功能不全患者进行血液透析是维持其正常生理状态不可缺少的，中断血液透析治疗可能威胁患者的生命。因此该类患者如果感染了奥密克戎，应该及时联系原先正在透析的血透中心，由血透中心帮助患者协调血透的场所和治疗方案。

自身免疫性疾病患者感染了怎么办?

系统性红斑狼疮、类风湿关节炎等自身免疫性疾病的患者，平时可能会服用不同种类和剂量的免疫抑制剂和免疫调节剂。

对于免疫抑制状态的人群，感染奥密克戎后进展为重症的风险可能较正常人群高，但风险高低也取决于免疫抑制的程度等情况。因此，一旦发生感染，应该在维持目前治疗方案的同时，与原先的主治医生或专科医生取得联系，评估风险，必要时到专科门诊就诊。

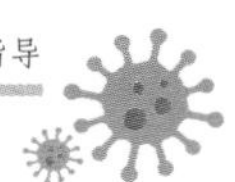

儿童感染了怎么办?

数据表明，**儿童感染奥密克戎病毒株发生重症的风险较低，多数以无症状和轻症为主。**

如果有高热等情况，可以用一些退热药（如布洛芬混悬液等），避免发生过高热和热性惊厥等现象（详见第31页）。

同时，家长应该关注儿童的精神状态和进食情况，如有烦躁吵闹、进食明显减退等情况，应该及时就医。

但如果没有上述现象，能吃能玩，则无须过于担心，没有必要因为单纯的发热就去医院就诊，通常几天后就会恢复正常。

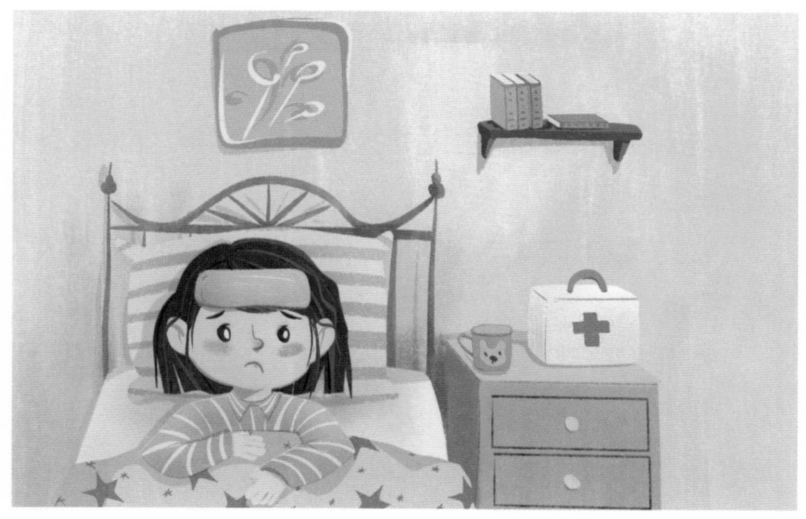

孕妇感染了怎么办?

孕妇感染奥密克戎后，症状与普通人群类似，通常不会增加妊娠不良结局的风险。只要保证休息和对症治疗，**一般不需要自行使用其他药物，如抗病毒药物。**

但是如果出现了一些产科的情况，如胎动异常、腹痛、阴道出血等，还是应该及时去产科就诊。尤其是妊娠晚期、接近临产的孕妇，如果不巧合并了奥密克戎感染，应该及时与产检的医疗机构取得联系，以便相关部门做好准备，避免因为感染奥密克戎而延误接诊和相应的产科处置，需确保孕妇和胎儿的安全。

高龄老人感染了怎么办?

老年人感染后发生重症的风险会随着年龄增长而显著增加。

80岁以上高龄老人是感染后发生重症的极高危人群，强烈建议尽早全程接种新冠疫苗及加强针。

如果同时伴有基础疾病，并且病情控制欠佳的话，应及时就诊，接受医疗评估，必要时需住院观察和监护，防止演变成重症，甚至威胁生命。

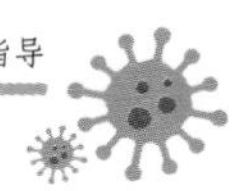

照护者

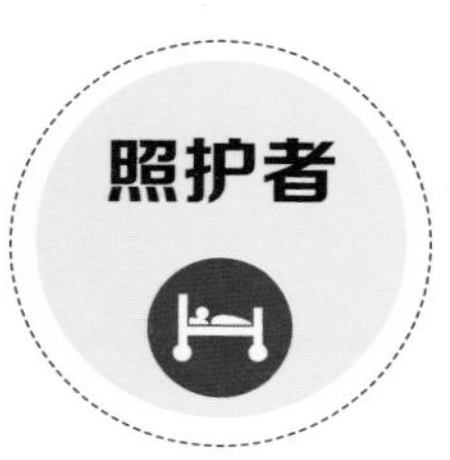

怎样的人适合照护居家康复的奥密克戎感染者？

• 家中如有同住的奥密克戎感染者需要照顾，最好能相对固定1名家庭成员作为照护者。

• 照护人员应身体健康，并且最好已经完成全程疫苗接种及加强针接种。

居家康复人员的照护者如何进行个人防护？

• 照护者应当尽量减少与感染者接触，不共用生活用品。

• 居家康复人员最好有独立的房间，保持房间通风良好。

• 若共用卫生间，要定期进行消毒。

• 应当足不出户，拒绝各种探访。

• 如果有就医、购物等特殊情况必须外出时，需要做好个人防护，规范佩戴防护口罩，避免乘坐公共交通工具。

• 照护感染者时，应佩戴口罩并保持一定距离，进行手消毒及家里物体表面的清洁消毒。

• 用过的纸巾、口罩、一次性手套及其他垃圾，应及时装入塑料袋，并放置于专用垃圾桶。

• 与感染者接触后要进行双手清洁及消毒。

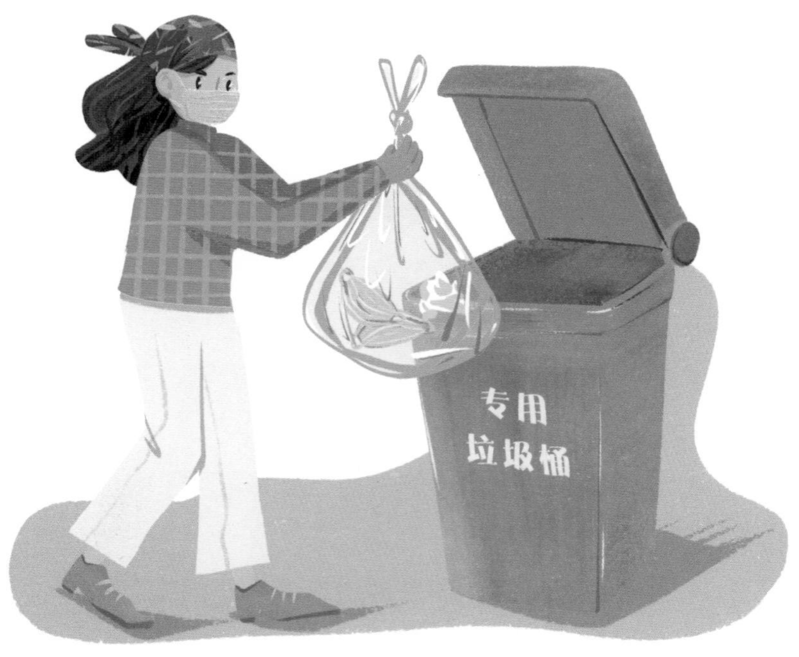

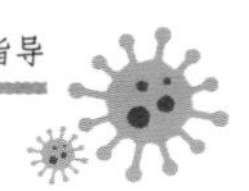

居家康复人员的照护者如何进行自我健康监测?

• 作为居家康复人员的照护者，感染奥密克戎的风险相对较大。建议每日早、晚各测量一次体温，做好症状监测和自我健康监测。

• 如出现发热、咳嗽、乏力、咽痛、嗅（味）觉减退、腹泻等症状，可进行抗原自测或核酸检测。

• 如被确认为感染者，按照感染者管理。

居家康复人员的照护者推荐什么药物进行预防?

目前奥密克戎感染并没有特效的药物可以预防，所以并不建议服用药物。

建议遵循健康饮食的原则，均衡营养，增加抵抗力，避免饮酒、吸烟。

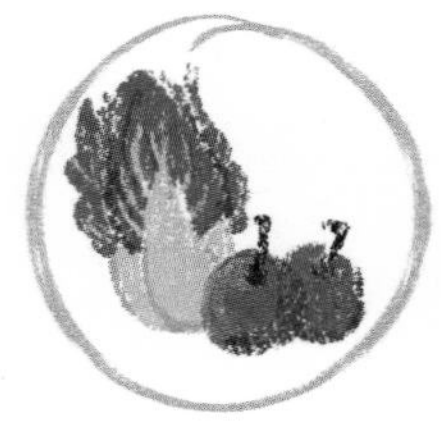

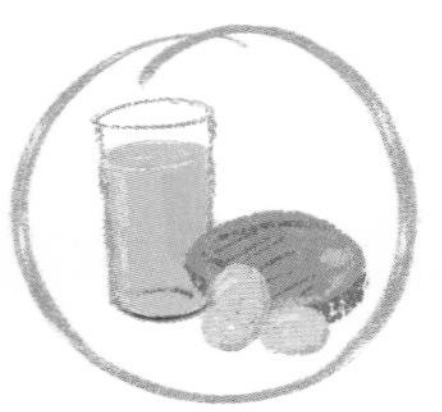

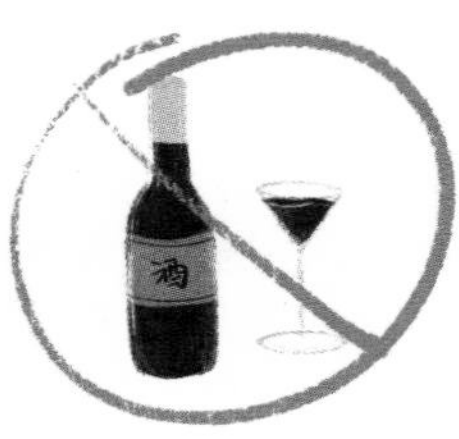

居家消毒注意事项有哪些?

• 每天定时开门、开窗通风，上、下午各半小时。不具备条件时，可用排气扇等进行机械通风。

• 做好卫生间、浴室等区域的通风与消毒。用完厕所后，盖上马桶盖冲厕所；可以准备一个小喷壶，上完厕所后对接触过的物品进行消毒处理，可用含有效氯500 mg/L的消毒液或其他可用于表面消毒的消毒剂擦拭，作用30分钟后再用清水擦拭。如果家庭共用卫生间，在居家治疗人员每次用卫生间后均应消毒；若居家治疗人员使用独立卫生间，可每天消毒1次。

• 准备食物前、饭前便后、摘戴口罩前等，应当洗手或进行手消毒；餐具使用后应当清洗和消毒（首选煮沸消毒15分钟，也可用含有效氯250~500 mg/L的消毒液浸泡15分钟后用清水洗净）。

• 对地面、桌面、门把手、开关等物品表面，用含有效氯250~500 mg/L的消毒液擦拭，消毒后再用清水洗净，每天至少1次。

• 对被唾液、痰液等污染的物品应随时消毒，可用含有效氯500~1 000 mg/L的消毒液、75%酒精擦拭消毒，作用30分钟后再用清水擦拭。

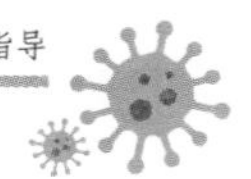

• 对居家治疗人员日常接触的物品表面及其使用的毛巾、衣物、被罩等，可以统一收集后浸泡在0.05%的84消毒液中30分钟，再进行正常清洗（也可以用60~90℃热水配合普通洗涤剂清洗）。

※注意：处理过程中，需戴好口罩和手套，清洁环节结束后记得清洗双手。

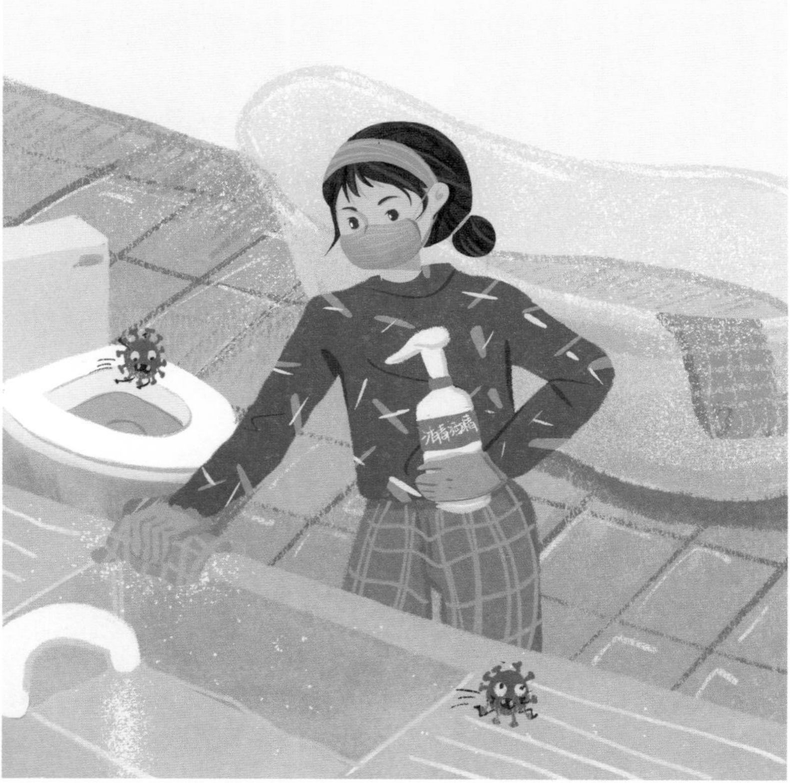

类别	处理方式
餐具消毒	餐具首选煮沸消毒法煮15分钟，也可用含有效氯250~500 mg/L的消毒液浸泡15分钟后再用清水洗净
物品表面消毒	台面、门把手、电话机、开关、热水壶、洗手盆、坐便器等日常可能接触的物品表面，用含有效氯250~500 mg/L的消毒液擦拭，后用清水洗净，每天至少1次
毛巾、衣物、被罩消毒	居家治疗人员的毛巾、衣物、被罩等需清洗时，要单独清洗，用含有效氯250~500 mg/L的消毒液浸泡30分钟，或采用煮沸15分钟法消毒后用清水漂洗干净
卫生间消毒	便池及周围环境，可用含有效氯2 000 mg/L的消毒液擦拭消毒，时间30分钟。厕所门把手、水龙头等手经常接触的部位，可用含有效氯500 mg/L的消毒液或其他可用于表面消毒的消毒剂擦拭消毒，30分钟后用清水擦净
生活垃圾处理	将感染者用过的纸巾、口罩、一次性手套及其他生活垃圾装入塑料袋，置于专用垃圾桶。清理前用含有效氯500~1 000 mg/L的消毒液或75%酒精喷洒消毒至完全湿润，然后扎紧塑料袋口，再和其他垃圾一起丢弃
被唾液、痰液等污染的物品消毒	消毒时用含有效氯500~1 000 mg/L含氯消毒液、75%酒精或其他可用于表面消毒的消毒剂擦拭消毒，作用30分钟后清水擦净 大量污染物，应当使用一次性吸水材料（干毛巾）完全覆盖后用足量的含有效氯5 000~10 000 mg/L的含氯消毒剂浇在吸水材料上消毒，作用30分钟以上，小心清除干净。再用含有效氯500~1 000 mg/L的含氯消毒剂擦（拖）被污染表面及其周围2平方米。处理污染物时应当戴手套与口罩，处理完毕后应沐浴、更换衣服

新冠疫苗接种热点问题

打了疫苗仍然感染，是否意味着疫苗无效？

新冠疫苗的保护力主要体现在两个方面，即预防感染和预防重症及死亡。无论哪种接种策略，中和抗体滴度终究会逐渐降低，使得感染新冠病毒的风险逐渐增高。

国内外数据均显示，疫苗接种对于预防病毒感染后的重症化具有重要价值，**加强针对于脆弱人群的保护，特别是针对老年人的保护尤为重要。**

接种新冠疫苗是否会使抗原或核酸检测呈阳性？

不会。所谓灭活新冠疫苗中存在核酸片段会污染采样部位的情况，基本只存在理论上的可能，现实中几乎不可能发生。

为什么说疫苗可以预防重症?

研究表明，同源和异源新冠疫苗加强接种后6个月能诱导人体持续性的免疫记忆。新冠疫苗加强接种后能迅速唤醒疫苗特异性记忆淋巴细胞，使其扩增。

- 一部分淋巴细胞分化为可分泌抗体的浆细胞。
- 另一部分则形成了记忆淋巴细胞。

这些抗原特异性的记忆B细胞就是我们人体接种新冠疫苗后获得的“武功秘籍”，如果把中和抗体看

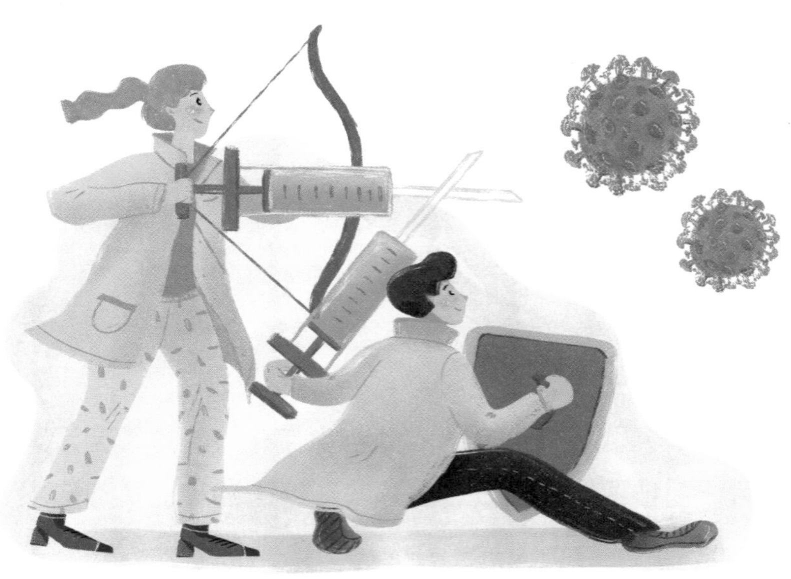

作阻断病毒入侵后的第一道屏障，那么这群具有“记忆力”的免疫B细胞将针对入侵的“熟悉的”新冠病毒，更快速地启动机体的免疫应答，迅速产生中和抗体。

可不要小瞧这些被激活的B细胞，它们使得人体的免疫系统有效地被调动起来，早期清除体内病毒，从而可以极大地降低重症率及死亡率。

新冠疫苗接种后的保护力能持续多久？

多项研究证实，在完成新冠疫苗接种后，在接种早期，中和抗体都会明显提升，但过了一段时间，体内的中和抗体滴度便会逐渐衰减，**这一衰减过程通常在接种疫苗6个月后较为显著。**

随着中和抗体滴度的逐渐下降，疫苗预防病毒感染的能力也逐渐减弱。因此，会出现接种疫苗后仍然被感染的现象。

研究也表明，**加强针接种6个月后的中和抗体滴度显著高于完成基础免疫6个月后的水平。**

有必要接种新冠疫苗加强针吗？

疫苗接种后可以提供预防感染和预防重症两种保护。

预防感染　主要由中和抗体执行。随着中和抗体滴度的衰减，预防感染的能力会衰减，同时突破感染的概率就会增加。

预防重症　由中和抗体和人体内的免疫细胞共同完成。即使中和抗体滴度衰减，依靠人体内长期存在的具有“记忆力”的免疫细胞，也可以提供降低重症率和死亡率的保护作用。

研究表明，接种疫苗加强针可以进一步降低重症率和死亡率。

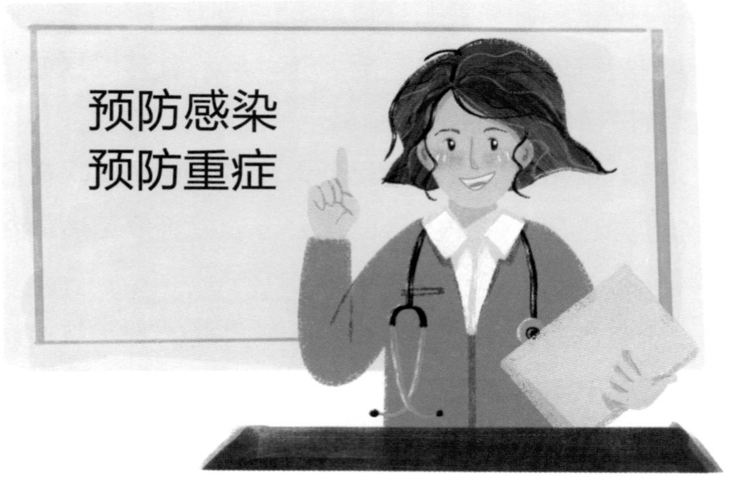

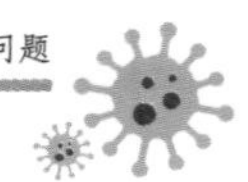

哪些人群应该接种新冠疫苗加强针？

符合国家有关要求、已完成新冠疫苗基础接种的人群，可进行加强免疫接种。例如：

- 18岁及以上的人群。
- 住在老年护理机构中的人群。
- 医学上脆弱且患严重基础疾病的重症风险较高的人群。

如何选择新冠疫苗加强针呢？

大部分研究提示，异源接种后的中和抗体滴度水平较同源加强接种更高，但无论哪种策略，加强针接种都可以进一步增加中和抗体滴度，增加3~90倍（取决于不同人群的基线水平）。

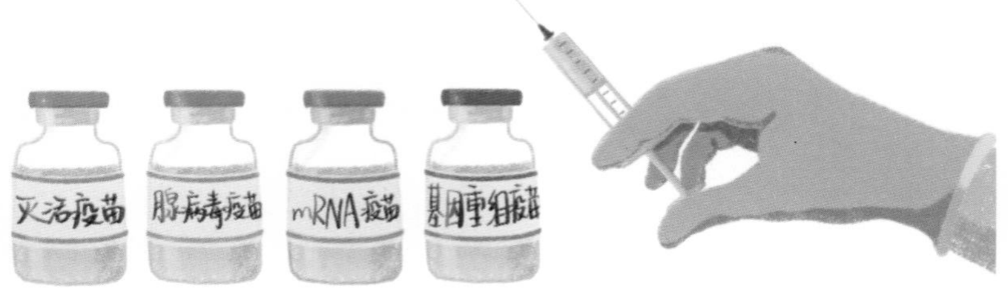

接种的疫苗需选择同一个品牌吗？

建议使用同一品牌完成基础免疫接种。

随后的免疫接种，**推荐选择不同品牌、不同种类的疫苗进行异源性接种**，可以进一步加强免疫效果。

病毒在一直变异的情况下，加强针可以抵挡得住病毒感染吗？

随着奥密克戎变异株各种亚型被发现，多项研究均提示，加强接种仍然能较为显著地提升接种者针对不同变异株的中和抗体水平。

奥密克戎变异株的进化虽然能够部分逃逸疫苗的作用，但由于病毒的毒力已经出现下降，抵消了变异株部分逃逸带来的疫苗保护作用减弱。

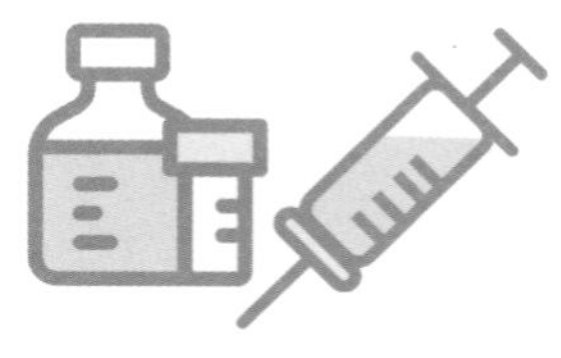

为什么需要三剂次疫苗才能获得最低限度的保护？

从接种第二剂次新冠疫苗后约6个月开始，新冠疫苗的保护作用有所减弱。随着时间的推移，疫苗的保护水平进一步下降。因此，**需要三剂次（即加强针）新冠疫苗才能获得良好的保护。**

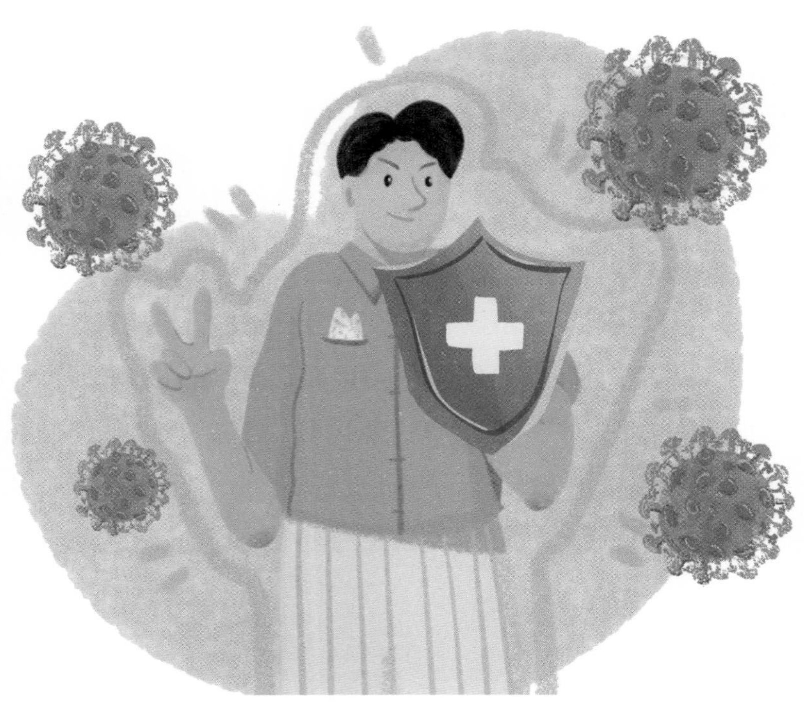

新冠疫苗的安全性究竟如何？

为什么我们会听说各类疫苗接种后的不良反应呢？

一方面，在短短2年时间，全世界完成了130多亿剂次疫苗接种，全中国超过90%的人口完成了新冠疫苗的接种。这一极高的接种率，导致近2年大量罹患各类疾病的患者同时接种新冠疫苗，这也促发了较多有关疫苗的偶合反应的报道（疫苗接种过程中，受种者正好处在疾病的潜伏期或发病的前期，疫苗接种后巧合发病）。偶合反应不是疫苗接种引起的，与疫苗无关，也不属于接种后的不良反应。

另一方面，我们也要看到，的确有部分患者在疫苗接种后短期内（1个月内）发生不良反应，临床上判断与疫苗接种高度相关。截至2022年5月30日，我国全国累计报告接种新冠疫苗超过33.8亿剂次，累计报告预防接种后不良事件238 215例，总体报告发生率为70.45/100万。不良反应的报告率比每年常规接种的疫苗略低。相对庞大的接种基数，这部分患者比例非常低。

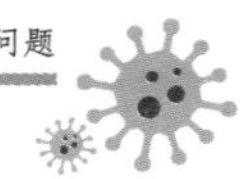

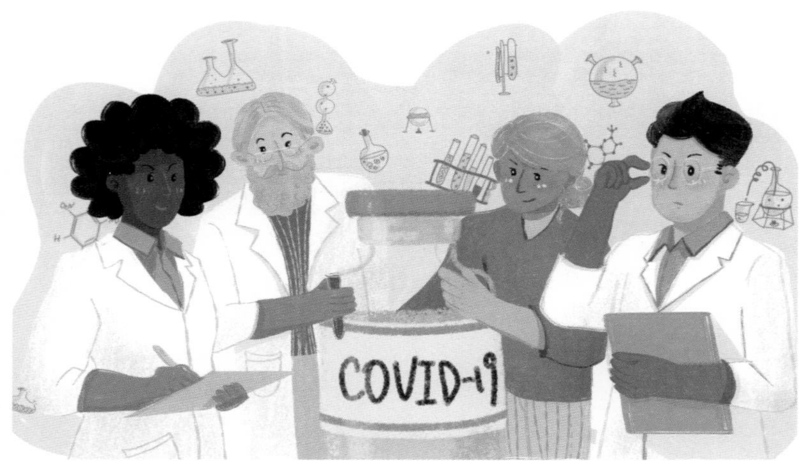

不确定自己接种新冠疫苗在医学上是否安全，该怎么办？

• 有关部门已采取措施，以确保接种新冠疫苗在医学上是安全的。

• 在接种新冠疫苗前，可以对照新冠疫苗接种的各种禁忌证，以明确自己是否存在新冠疫苗接种的禁忌情况。

• 还可以咨询专科医生是否可以接种新冠疫苗，以获得建议。

• 如果仍然不能确定是否可以接种新冠疫苗，那么在接种当天，可在首选的疫苗接种地点进行医疗筛查。可以向现场的医疗专业人员寻求答案或进行进一步评估，以帮助解决任何医疗问题。

• 关于是否应该继续接种疫苗，最终将由疫苗接种现场的专业医疗人员做出决定。

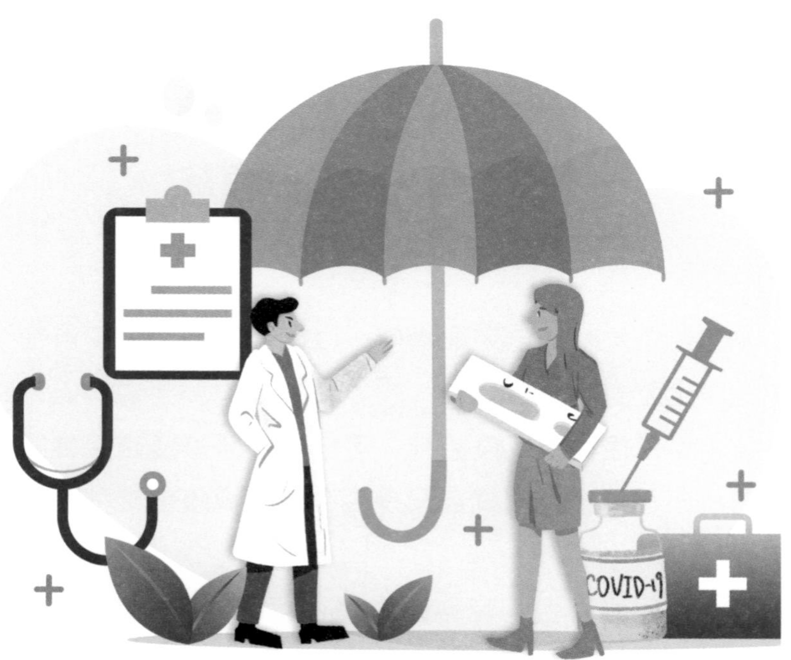

对于慢性病人群，接种新冠疫苗是否安全呢？

目前全球有大量针对慢性病患者的新冠疫苗接种。多项研究提示，无论针对老年患者、免疫抑制人群、孕妇、哺乳期妇女、儿童，还是针对具有合并症（如高血压、糖尿病、肥胖等）的患者等，新冠疫苗接种都有较好的安全性。世界卫生组织的免疫战略咨询专家组推荐，在上述人群中可接种各类新冠疫苗。

肿瘤和器官移植患者可以接种新冠疫苗吗？

- 对于移植后人群，接种新冠疫苗具有较好的安全性。
- 对于患有恶性肿瘤且处于器官衰竭期的患者，接种新冠疫苗可能会增加不良反应，接种时应格外谨慎。
- 对于肿瘤患者，如果一般情况稳定，新冠疫苗的安全性高，也能提供良好的保护。
- 如果患者已经出现器官衰竭，则建议暂缓接种。

过敏体质的人可以接种新冠疫苗吗?

• 如果既往曾经在接种疫苗后出现如休克、气道痉挛等严重的不良反应，则不应该再接种同种类型或含有相似成分的疫苗。

• 如果诸如哮喘、过敏性皮炎、过敏性鼻炎等过敏性疾病正在急性发作期，建议积极治疗原发疾病，等症状缓解后再接种新冠疫苗。

• 如果只是既往对某些特定的食物或环境等有过敏反应，并不会增加新冠疫苗接种后过敏的风险，可以接种疫苗。

现在接种新冠疫苗是不是太晚了?

新冠疫苗接种后要产生保护作用，确实需要一定时间。一般新冠疫苗接种之后能够产生抗体的时间为1~2周，但是如果要**产生比较高水平的抗体**，要等到全程免疫之后，**一般在4周左右**。

加强免疫之后产生抗体的时间更快、用时更短，产生的抗体水平也更高。

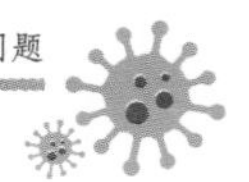

只要新冠疫情尚在流行，既没有感染新冠病毒，也没有接种新冠疫苗的易感人群，尤其是高危人群，要尽快接种新冠疫苗，没有完成加强针接种的人群要尽快接种，增强免疫，这样才能起到更好的保护作用。

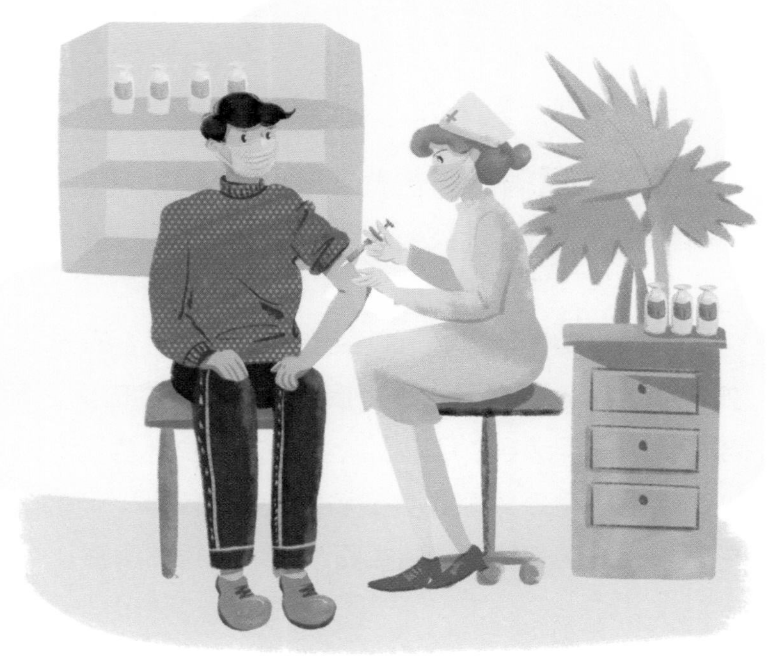

感染新冠病毒后还需要接种新冠疫苗吗？

一般来说，感染过传染病或者是没有症状的感染，都会产生相应的抗体，应该具有类似接种疫苗的免疫作用。所以，目前不建议新冠病毒感染者在感染后的短期内接种新冠疫苗。

但研究表明，新冠病毒感染者康复后也会发生再次感染的现象。因此，对于已经感染新冠病毒的人群，**建议间隔半年以上再次进行新冠疫苗的接种。**

感染了新冠病毒，但尚未接种免疫所需的最低保护剂量，什么时候可以接种下一剂？

按照目前《新冠病毒疫苗接种技术指南》的规定，如果确诊感染了新冠病毒，接种新冠疫苗的时间必须与感染时间间隔6个月以上。

今后，免疫策略也会随着对疾病的认识、对疫苗的认识、对疾病控制的需要而不断地完善和调整。

有记录的新冠病毒感染，是否可被视为一剂次疫苗接种？

如果在接种任何新冠疫苗之前已发生有记录的感染，且在感染后接种了两剂次新冠疫苗，则可被视为最低保护。否则，请完成三剂次疫苗接种，以实现最低限度的保护。

除以上情况外，感染不被视为疫苗接种的替代品。

如果超过新冠疫苗接种间隔时间仍未接种，需要重新开始接种吗？

不需要重新开始接种。

应该尽快按计划完成接种，以获得最佳保护。

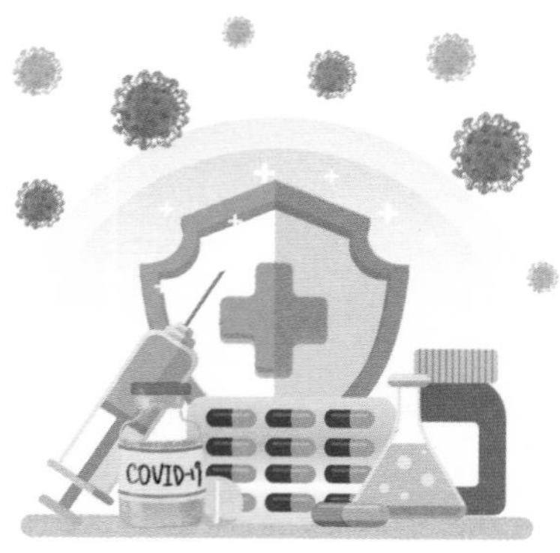

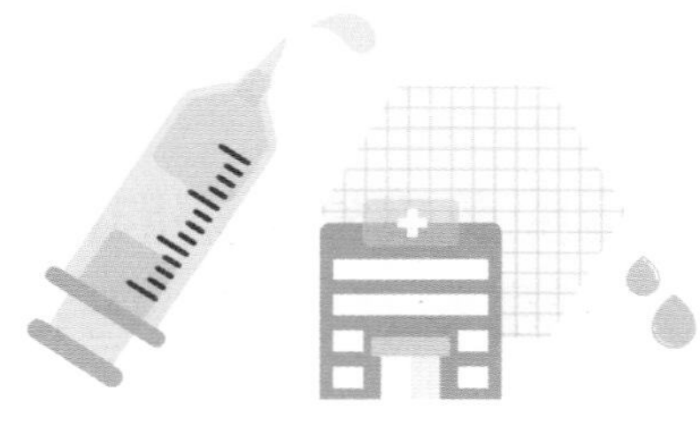

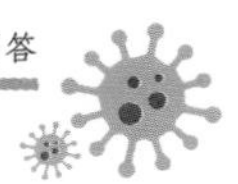

有关奥密克戎的常见问答

频繁进行抗原检测，会对身体有害吗?

进行抗原检测不会造成身体伤害。

抗原检测时一般需要用拭子插入口咽部或鼻咽部。如果最近做过面部、鼻咽部、口咽部或颅底手术，或者频繁流鼻血，那么进行抗原检测前请咨询手术医生，并且避开手术或伤口部位。

抗原检测呈阳性，但我没有出现症状，是否还需要进行核酸检测?

抗原检测呈阳性，但没有身体不适，不需要进行核酸检测。

感染奥密克戎后多久，抗原检测呈阳性？

• 相较于核酸检测，抗原检测的判读速度更快、操作更便捷。

• 一般需要等到病毒复制到较高水平、感染者排出病毒的量较大时，抗原检测才会呈阳性。

• 感染初期，感染者出现了一些明显症状，但由于病毒载量低，抗原检测未必呈阳性。

• 根据奥密克戎的潜伏期估算，**一般在感染后2~3天，抗原检测可呈阳性。**

• 部分感染者，尤其是无症状感染者，由于病毒载量持续较低等原因，**可能要5天甚至更长时间，抗原检测才会呈阳性。**

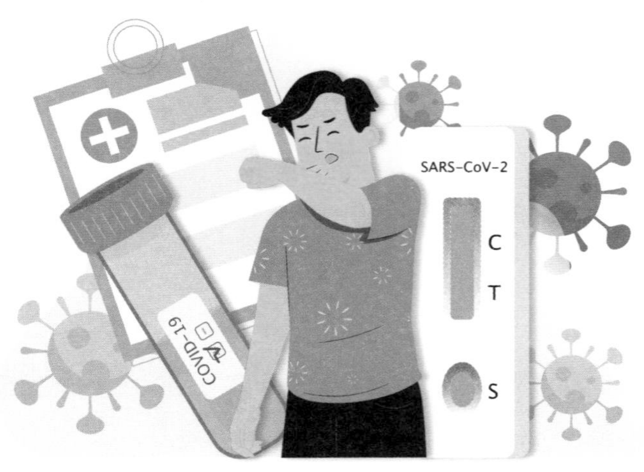

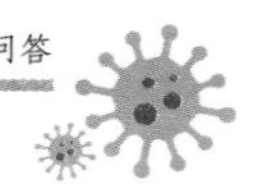

抗原检测呈阴性，是不是意味着没有被感染？

如果奥密克戎病毒株在体内还没有大量复制、排出，未达到抗原检测的灵敏度，检测结果就会呈阴性。所以，会有部分人已感染了，甚至出现了一些轻微症状，但抗原检测仍呈阴性的情况。不过，此时的病毒载量通常较低，传染性较弱。

为什么有的人抗原检测呈阳性，核酸检测却呈阴性？

两种检测方式的灵敏度不同，以及采样操作不一定标准，可能会出现“假阳性”或“假阴性”的结果。通常来说，核酸检测的灵敏度会更高一些。

居家康复期间，需要多久做一次抗原检测？

在自备抗原充足的情况下，可以每天进行抗原快速检测以监测病毒的清除情况，但通常没有必要一天内反复检测。

周围有感染者

虽然抗原检测呈阴性，但我还是觉得不舒服，我会是奥密克戎感染者吗？

• 在新冠病毒流行期间，如果出现奥密克戎感染的典型症状，即使单次抗原检测呈阴性，仍有感染的

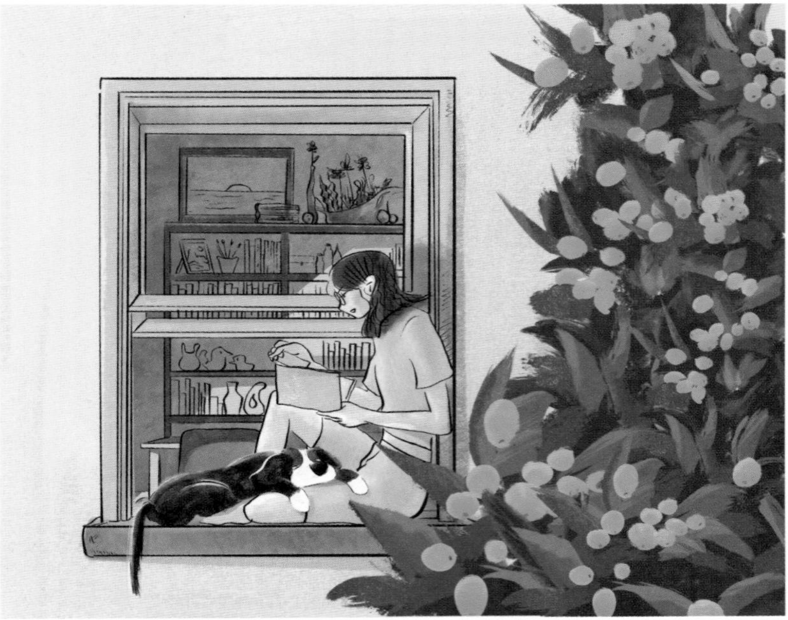

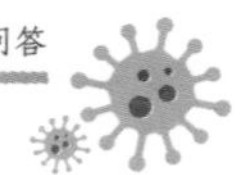

可能。**建议首先采取居家康复，并连续自测抗原2~3天。**

• 如果抗原检测始终呈阴性，但症状不能缓解，可以进行互联网医疗咨询。

• 如果症状加重，建议线下就诊。

同住人或密切接触的同事抗原检测呈阳性，该怎么办？

• 尽量减少与奥密克戎感染者同住人接触。

• **外出时需做好个人防护，规范佩戴N95/KN95防护口罩**，尽量避免乘坐公共交通工具。

• 5天内，早、晚各进行一次体温测量，并做好自我健康监测。

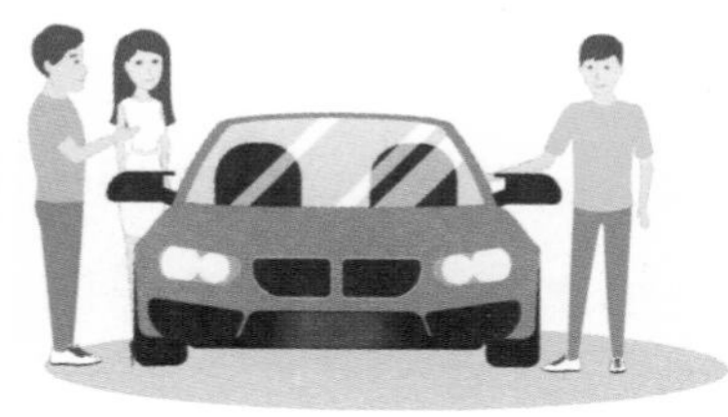

同住人正在进行居家康复，我需要做什么？

- 如果感染的同住人生活可以自理，能照顾自己的生活起居，那么建议您最好也居家生活与工作，并且尽量减少与感染者接触。
- 如果您是这位居家康复人员的照护者，**那么在照护过程中，请您佩戴N95/KN95防护口罩**。详见“感染奥密克戎后的居家康复指导”部分的“照护者”相关内容。

我是奥密克戎感染者的密切接触者，我还能接种新冠疫苗吗？

建议您自最近一次与奥密克戎感染者接触之日起的5天内进行健康监测。如果5天后，您抗原检测或核酸检测呈阴性，并且没有出现相关症状，则您可以按原定计划接种新冠疫苗。如果检测结果呈阳性，则说明您已经被感染。**感染者在6个月内通常没有必要再接种新冠疫苗。**

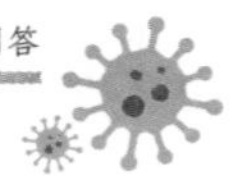

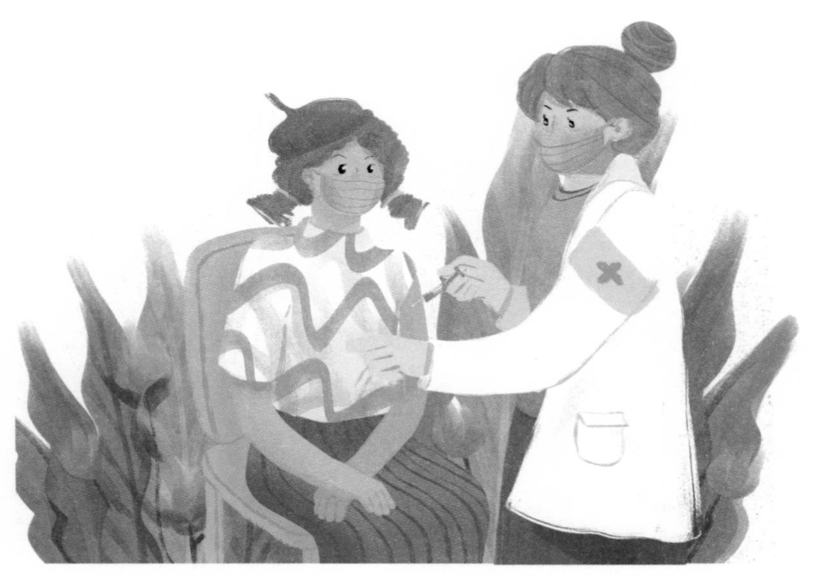

我是一名血液透析患者，被告知是奥密克戎感染者的密切接触者，我还可以去医院透析吗？

- 请保存好所就诊的血液透析中心的联系方式。
- 如果满足相关抗原/核酸检测要求，可按原定计划去医院透析。
- 如果出现奥密克戎感染的相关症状，或者核酸/抗原检测呈阳性，请及时联系所就诊的血液透析中心，由血液透析中心帮助协调血液透析的场所和治疗方案。
- 如果出现紧急情况，请至发热门诊或急诊就诊。

如果无法避免感染，是否可以根据已感染的同事或亲友的症状，挑选比较温和的病毒株感染，以产生抗体？

虽然奥密克戎有不同的亚分支在流行，但总的来看，它们引起的症状类似，差别并没有那么大。

奥密克戎病毒株引起的症状因人而异：有的无症状，有的是轻症，也有的可能反应大一些，咽痛更剧烈，有高热、咳嗽等。但是症状差异并非单独由病毒因素决定，还可能取决于感染者自身的差异，如体内产生的抗体水平、免疫反应的强烈程度等。也就是说，**症状的轻重由各方面因素综合决定。**

因此，建议能不感染还是尽量不要感染，不存在挑轻症病毒株感染的可能。

盐水漱口、洗鼻，可以预防奥密克戎感染吗？

盐水漱口和洗鼻，可能可以降低局部的病毒浓度，是一种良好的卫生习惯，但并非是一种公认确定有效的可以预防奥密克戎感染的方法。

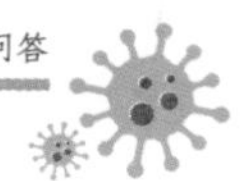

感染者

奥密克戎感染者如果选择居家康复，是否可以外出购买食物？

应该尽量叫外卖和（或）寻求朋友/亲戚的帮助。如果无法获得帮助或送货服务，可以出门采购必需物品。应避免去拥挤的地方，尽量减少社交活动，把食物带回家吃（不要堂食）。

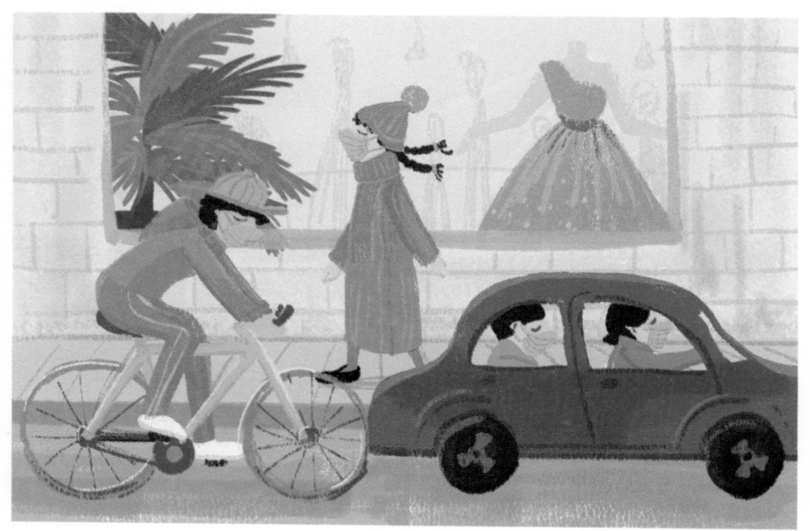

外出时，可以选择步行或乘坐/驾驶私家车，避免乘坐公共交通工具。如果必须乘坐，请乘坐出租车或网约车，**坐在后排，戴好口罩，并打开车窗。**

我抗原检测呈阳性，可否与同样抗原检测呈阳性的家庭成员一起居家康复？

可以。您可以与同样抗原呈阳性的家庭成员在同一住所居家康复。

当我因轻微症状去看医生时，会发生什么？

奥密克戎感染后的常见症状包括咽痛、头痛、肌肉痛、乏力和发热，这些症状与普通感冒非常相似。

如果经过医生评估，您既不属于重症新型冠状病毒感染的高危人群，同时也没有出现重症的明显倾向，那么，通常就诊后医生可能会开具一些改善症状的药物。

※注意：首先，这些药物不能治疗奥密克戎感染，只可能改善部分症状；其次，在奥密克戎大流行期间就诊，有可能遇见就诊等候时间延长及药物紧缺的情况。

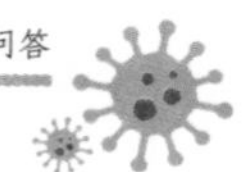

什么情况下，医生可能开具抗病毒药物？

如果您属于高危人群，同时在新冠病毒感染早期（通常是出现症状或抗原检测呈阳性的5天内）有明显症状，但病情又处于轻中度时，医生可能会根据当时医院备有的药物开具处方。

经临床研究发现，目前获批紧急授权使用的抗病毒药物可能可以在一定程度上缩短病毒转阴和症状消失的时间，部分药物有降低重症发生率的效果。但是

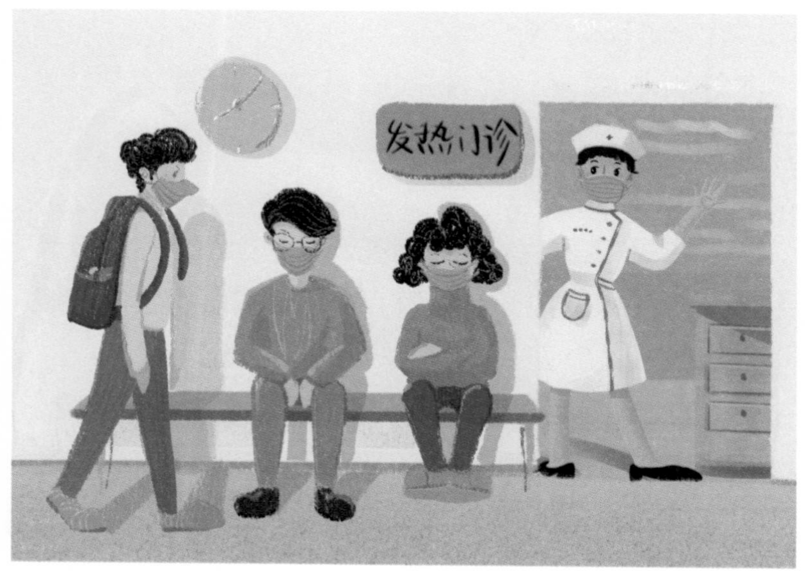

需要指出的是，任何药物都有一定的禁忌证，**因此，一定要在专科医生的指导下使用，绝不能自行购药服用，否则存在很大的风险。**

感染恢复期，可以洗澡、洗头吗？

洗澡、洗头本身不会对奥密克戎感染的康复造成不良影响，但应该注意自身的恢复情况。当身体较虚弱时，洗澡应当量力而行，既要避免着凉，也要避免因为浴室环境过热、洗澡时间过长而发生虚脱而晕倒。

不少感染者，在退热后出现咳嗽等症状，是否有必要去医院做CT检查？

大多数奥密克戎感染者在发病早期都会有咳嗽等症状，多在1周内逐步缓解，可以通过服用止咳药缓解症状。

但**如果病程超过1周，出现反复咳嗽甚至气促、气急或明显呼吸困难，应该及时去医院就诊**，必要时做CT等检查进行评估。

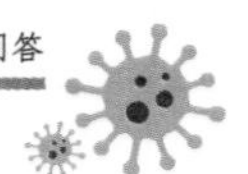

高龄老年人是否需要备家用制氧机?

对于原先有慢性阻塞性肺疾病和间质性肺病等慢性疾病的患者，家用制氧机可以作为家庭氧疗使用。但如果因为新冠病毒感染导致肺炎而出现了低氧情况，应该及时去医院就诊，接受综合治疗，单纯的氧疗往往不足以缓解病情，阻止疾病进展。

什么是“沉默性低氧”?

老年人和一些有基础疾病的脆弱人群，往往在感染新冠病毒1周左右逐渐发展为肺炎，表现为“沉默性低氧”，也就是**看上去一般情况还不错，但一测氧饱和度已经低于正常范围**。因此，需要严密观察这类人群的身体情况。

- 如果家中有指夹式血氧仪监测血氧饱和度的话是最好的（详见第25~26页）。
- 如果家中没有这种仪器，家人可以多留意，观察老年人轻微活动后是否出现胸闷、气促等变化，如果有，就要及时就医。

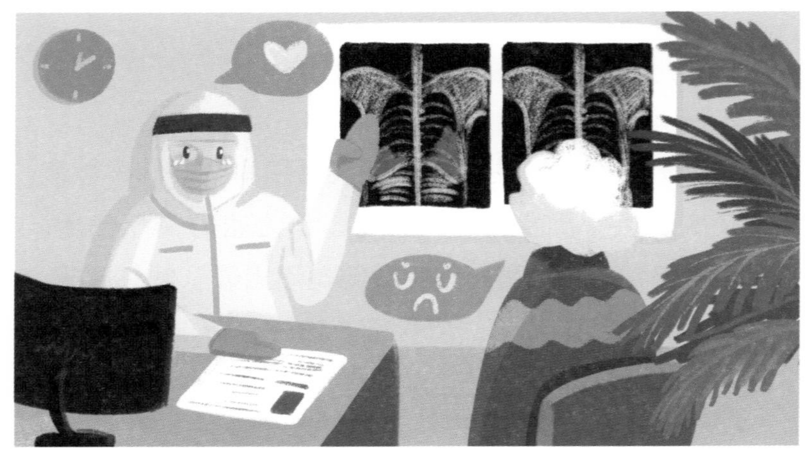

什么是“白肺”？出现“白肺”到底有多严重？

临床医生所谓的“白肺”，是指双肺广泛炎症渗出，导致肺部透光度下降，胸部X线或CT检查时原本应该呈现黑色的肺部影像变成了白色。

“白肺”是重症肺炎的典型表现，通常会有严重的低氧血症，危及生命，需要立即住院治疗。

目前，感染奥密克戎后真正出现“白肺”的患者比例并不高，**多见于老年人和伴有慢性基础疾病的人群。**

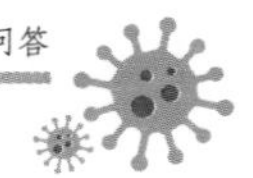

什么是“俯卧位通气”？

俯卧位通气是一种被广泛证明能够有效改善新冠感染后肺炎患者通气效率的简单易行的治疗和康复手段，建议相关患者根据视频指导学习使用。

新冠感染者并发心肌炎常见吗？危险吗？

心肌炎并非新冠感染者的常见临床表现，发生率较低。但是一旦发生了心肌炎，其引起心肌损害的程度严重的话，就会导致心律失常和心力衰竭等严重后果，甚至威胁生命，因此不能轻视。

什么是分级诊疗？社区医院的作用如何？

所谓分级诊疗，指依据感染者不同的疾病状况，根据轻、中、重等不同状态，分别在社区、区级和市级医院进行救治，从而避免大量感染者涌向三级医院、患者积压和医疗挤兑的发生。**社区医院在分级诊疗中起到了初步识别患者、诊治绝大多数轻型患者和部分症状相对较轻的中型患者的关键作用。**

我的新冠检测呈阳性，可以入住酒店吗？

计划旅行时

在开始旅行之前，建议与酒店联系，确认入住酒店是否允许新冠检测呈阳性的旅行者登记入住。

旅行时

如果打算在感染新冠的情况下入住酒店，请做到以下几点：

- 在到达之前通知酒店，以便工作人员采取必要的预防措施。
- 入住后，应直接进入房间。
- 如果需要就医，可以咨询酒店或者通过网络查询当地适合的就医地点。

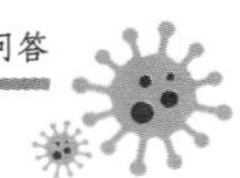

抗原/核酸检测转阴后，什么时候可以旅游？需要注意哪些事项？

• 抗原/核酸检测转阴代表着病毒传染性的消失，可以外出活动，但**是否可以旅游应该根据自己的健康状况和目的地的新冠病毒流行情况而定。**

• 在彻底康复后再计划长途旅行，在旅行途中依旧保持良好的健康习惯。

• 旅途中也要做到合理作息，避免过度疲劳和大吃大喝。

• 防范长途旅行中久坐不动等对人体造成的潜在伤害。

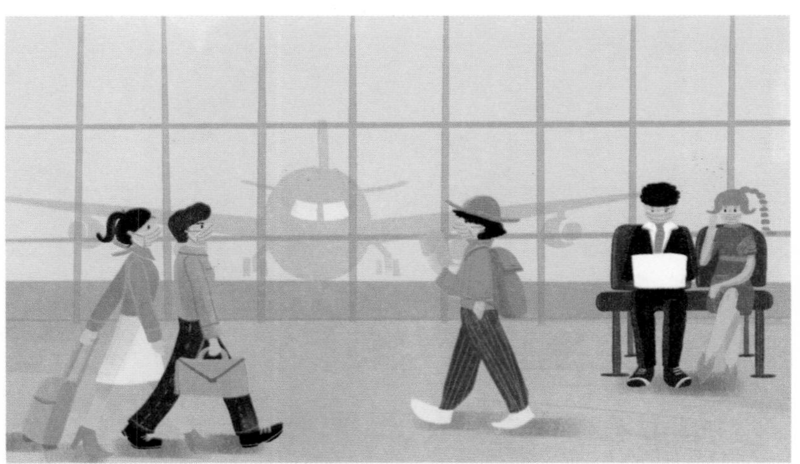

抗原转阴之后可以立即“撤欢”吗?

相对来说，刚感染后的人还处于康复阶段，身体相对比较虚弱，建议大家还是“悠着点”，还是要休息好、吃好、睡好，不要着急忙慌地出去玩，更不能玩得很累，或者说熬夜之类的，这些对整个康复的过程肯定是不利的。

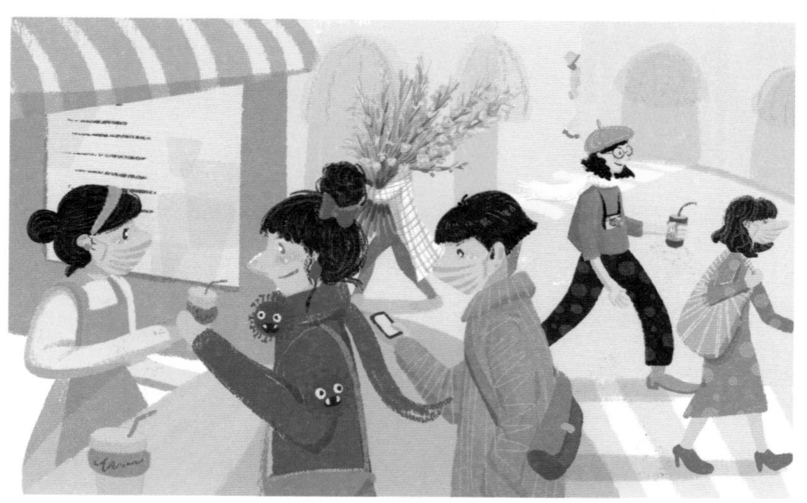

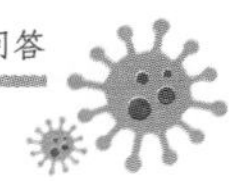

当结束居家康复时，如何确定自己不再具有传染性？

若病程1周以上，症状明显好转，抗原检测呈阴性，通常不再具有传染性，可以恢复正常生活与外出。

“阳康”之后多少天才能产生抗体？

无论是奥密克戎还是其他病毒，人体感染后，机体免疫系统是逐渐被调动起来的。所以，抗体的产生也是一个逐渐的过程。

短期内，最早出现的是一种被称为IgM的抗体，这种抗体出现的速度比较快。而另外一种抗体IgG产生的速度相对慢一些，但抗体的水平会高很多，是负责清除病毒的主要抗体成分。一般来说，在感染后2周左右，IgG可能达到比较高的水平。如果接种过疫苗，或之前感染过同一种病毒，人体内产生IgG的速度会快很多。

感染奥密克戎后，什么时候可以恢复体育活动？

一般来说，轻微或无症状的奥密克戎感染者可以在耐受范围内逐步恢复正常活动。

在感染奥密克戎的2周内，建议量力而行，循序渐进地恢复到日常的活动量，早期推荐散步、做广播操、做八段锦、打太极拳等低强度的健身运动，**避免剧烈体育活动或高强度运动（如跑步、游泳、骑自行车、球类活动等）。**

对于高危或者症状严重的患者，恢复运动前请咨询医生。如果在恢复体力活动时感到胸痛、严重呼吸短促或发生晕厥，应该向医生咨询进一步的建议。

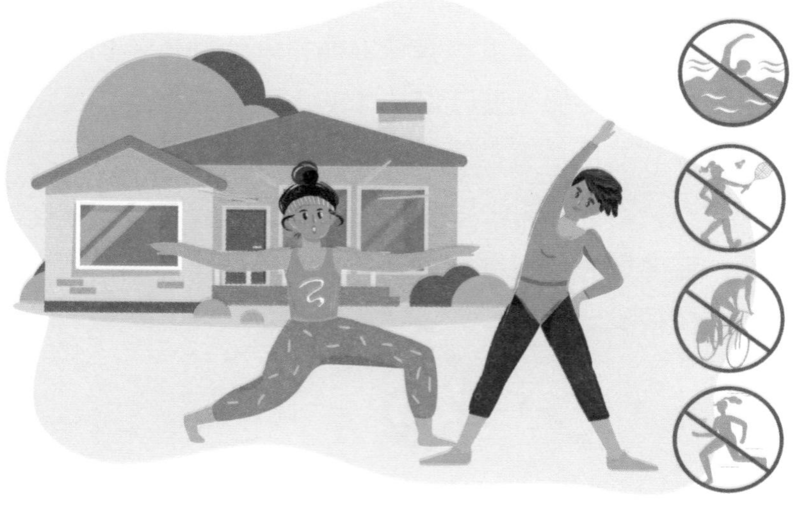

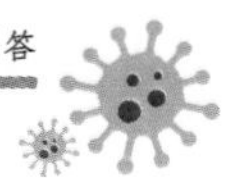

康复返岗后，遇到聚会、开会等，该如何应对？如何做好防护？

在感染高峰期间，无论是否已经感染过，都应该继续保持良好的公共卫生习惯。

- 坚持做到“三件套”“五还要”。
- 尽可能减少非必要的聚会、开会等聚集活动。
- 避免大规模聚餐。

通过这些行为，有助于压低峰值，减少医疗挤兑。

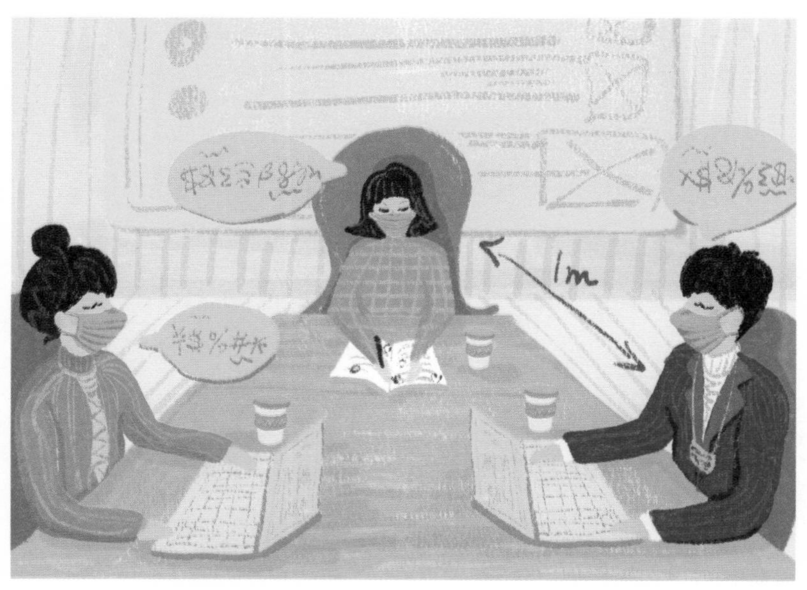

“白肺”患者康复后会有后遗症吗?

重症肺炎患者的肺部往往会有短时间的器质性损害，在康复期间需要加强呼吸系统的康复锻炼。比如，可以在呼吸康复师的指导下，做一些呼吸康复操，帮助恢复呼吸功能，避免或减少该病对人体造成的肺间质纤维化等不可逆的损害。

抗原/核酸检测转阴后，盖过的被子、用过的床垫可以再使用吗?

新冠病毒离开人体后，一段时间后就会失去感染活性，而感染者本身对自身排出的病毒不存在再感染的情况，因此不必担心使用自己的生活用品。

但如果是共用物品，建议还是消毒后再使用。

“阳”过了，还需要戴口罩吗?

要，口罩还得戴。

- “阳了”，戴口罩可以避免传染给他人。
- “阳康了”，戴口罩可以提供防护，降低再次感染的风险。

康复后，可以献血吗？

对于曾感染新冠的无症状、轻型和中型感染者，发热、咳嗽、咽痛等上呼吸道感染症状完全消失后1周，且最后一次核酸或抗原检测阳性7天后就可以献血了。如果是重型或危重型的感染者，则需要康复6个月后才能献血。

转阴后咳嗽会持续多久？如何知道是否合并细菌感染？后期需要服用抗生素吗？

转阴与否与咳嗽持久时间并无相关性，持久的咳嗽可能与呼吸道黏膜的慢性炎症、高敏状态和刺激有关，治疗以缓解症状的止咳药为主，通常不需要服用抗生素。

如果转阴以后持续咳嗽，同时伴有发热持续不退、气促、呼吸困难等症状，需要去医院就诊，也不应该自行服用抗生素。

感染奥密克戎后，身体痊愈的标准是什么？

感染奥密克戎后，身体恢复是一个循序渐进的过程，通常先高热缓解，然后头痛、全身酸痛缓解，而咳嗽、乏力等症状可能会持续1~2周。至于所谓的痊愈，我们一般定义为病原体消失（抗原或核酸转阴），并且急性期症状基本缓解。

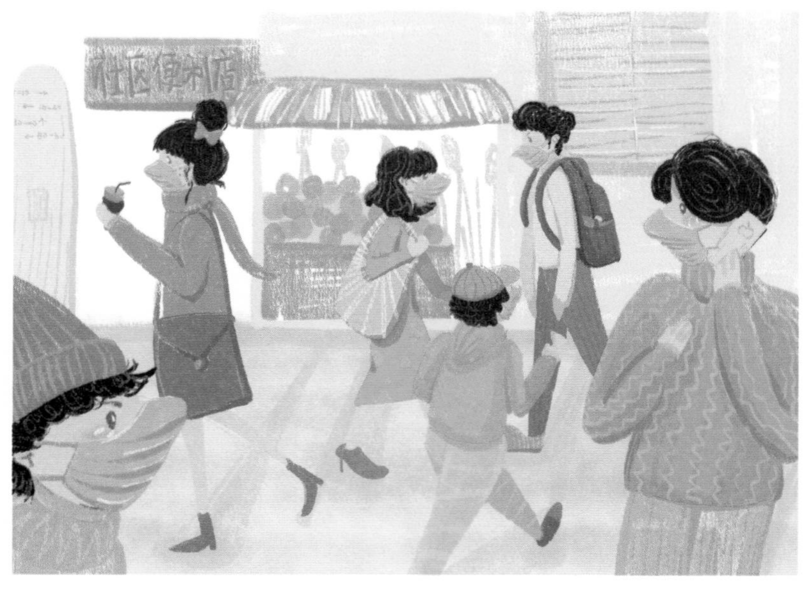

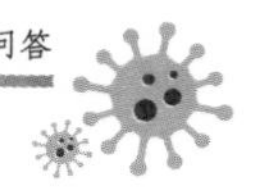

现在多地已检测到BQ.1和XBB等奥密克戎的变异病毒株，如果之前感染奥密克戎变异株，再次感染这些变异株的概率会有多高?

奥密克戎的变异一直在发生，将来可能还会不断有新的变异株。

我们在做好对境外流行株输入监测的同时，也需要做好对国内新发变异株的监测。

BQ.1和XBB病毒变异株都属于奥密克戎变异株的分支。如果近期感染的是奥密克戎病毒株，体内产生的高水平抗体会对BQ.1和XBB等变异株有交叉保护作用。

在短期内，即使接触，也不容易被感染，所以不要过于焦虑。

再次感染后，自身的症状会不会越来越重?

在非常短的时间内，如3个月内，再次感染的风险是极低的。但是，随着时间的延长，抗体水平下降，病毒不停地变异，可能会造成再次感染。

通常，再次感染的症状会更轻一些，因为人体已经有抗体了，它清除病毒的速度会更快。这也是在很多其他传染病中观察到的现象。大家也不必过于焦虑。

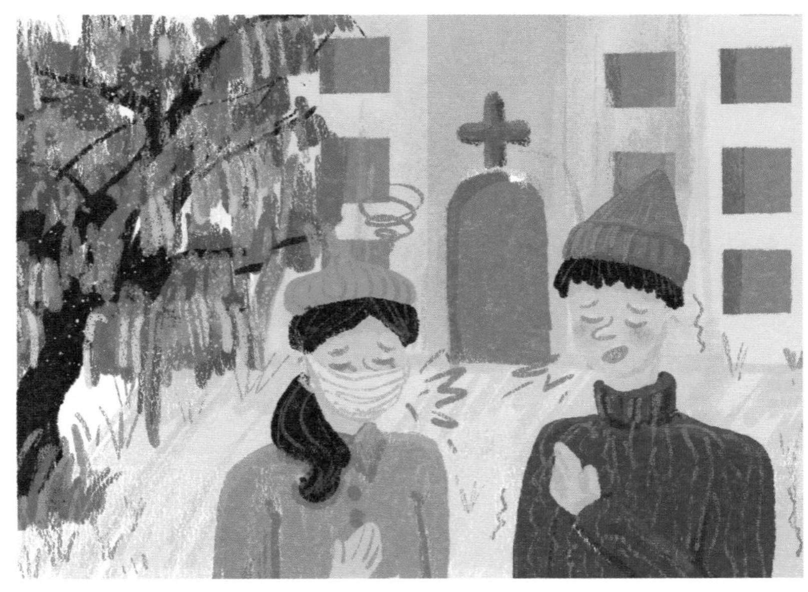

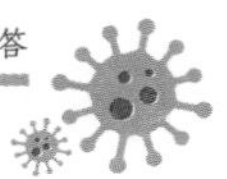

重复感染会不会对免疫系统产生破坏和影响?

事实上，对于重复感染，免疫系统调动抗体部队来清除病毒的速度会更快。因此，重复感染并不会使免疫系统遭受更多的打击。这个问题大家不用太过担心。

已经新冠感染康复，抗原也转阴了。然而又出现了一些症状，我该怎么办?

通常不需要再次进行抗原检测，如果症状明显，还是应该去医院就诊，症状轻微则可以居家休息。

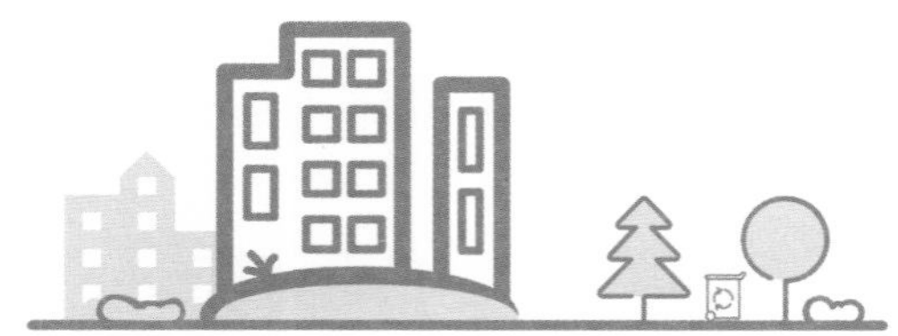

孕产妇

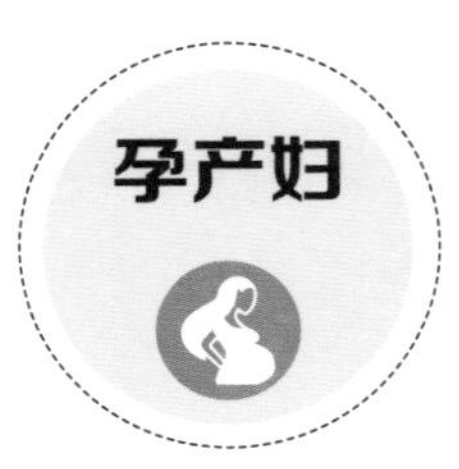

感染奥密克戎的孕产妇如何用药?

- 没有不适症状的孕产妇不需要药物治疗。

- 发病早期，根据出现的症状，可以有针对性地用药。比如，出现发热，可使用退热药；出现咳嗽、咳痰，可使用止咳化痰药。

- 不要自行服用其他药物，如抗病毒药物。

- 用药选择上，尽量选择单方制剂，如**退热药可选用对乙酰氨基酚。不要使用含有镇咳、祛痰、抗过敏等其他作用成分的复方制剂。**

- 对于感染奥密克戎且有高血压、糖尿病等基础疾病的孕妈妈，在选择治疗奥密克戎感染的药物时，一定要先咨询医生或药师，并告知之前长期服用的药物，以避免出现药物的相互作用或影响基础疾病的治疗。

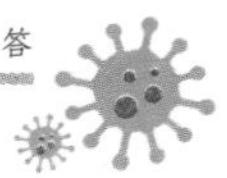

孕期可使用的常用家庭非处方药（OTC）见下表。

主要症状	常用药物	孕期	哺乳期
发热	对乙酰氨基酚	可选	可选
	布洛芬	不建议使用	可选
过敏	氯雷他定	可选	可选
	西替利嗪	可选	不建议使用
呼吸道症状			
○ 干咳无痰或少痰	右美沙芬	孕早期禁用	慎用
	甘草片/甘草糖浆制剂	慎用	慎用
○ 咳痰	氨溴索	孕早期禁用	不建议使用
	愈创甘油醚糖浆	权衡利弊后谨慎使用	慎用
	乙酰半胱氨酸	可选	慎用
○ 鼻塞、流涕	生理盐水/海盐水洗鼻	可选	可选
消化道症状			
○ 便秘	乳果糖	可选	慎用
○ 腹泻	蒙脱石散	可选	可选
	口服补液盐Ⅲ	可选	可选

注：布洛芬在哺乳期使用相对安全，分级为L1级。尽管布洛芬可经乳汁排出，但乳汁中的最高药物浓度仅相当于婴儿所需日剂量的0.6%~0.9%。通常认为，该数据小于10%都是可被接受的。基于以上数据，世界卫生组织在2002版基本药物目录中明确布洛芬可以在哺乳期使用。但在国内，部分药物说明书较为谨慎，建议哺乳期禁用。综合以上信息，布洛芬可以在病情需要的情况下，权衡利弊后谨慎使用。

孕妇感染奥密克戎后，会对胎儿造成影响吗？

从目前的证据来看，奥密克戎通过胎盘从孕妈妈直接传播到胎儿的可能性极低，所以孕妈妈不用担心。

但需要强调的是，如果孕妈妈出现持续高热不退、咳嗽加重、胸闷气喘等肺炎、缺氧的表现，或者出现胎儿心率持续增快，可能会对胎儿造成一定的影响。因此，提醒孕妈妈，一旦发现任何异常情况，一定要及时就医，寻求医生的意见与帮助。

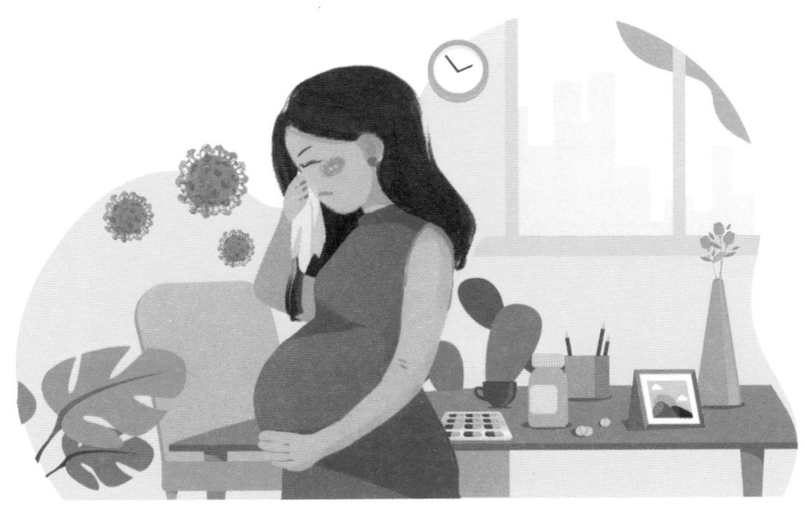

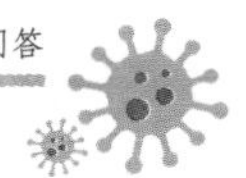

哪些产前检查项目可以暂时不做？

孕36周前

此阶段，绝大多数的检查在规定的一段时间内完成就可以了。比如，胎儿超声畸形筛查（俗称“大排畸”）一般在孕20~24周，糖耐量检查一般在孕24~28周。如果无法在指定时间内外出检查，通常也是可以适当延期1~2周的，不用过分担心。

孕36周后

此阶段的常规产前检查需要每周检查一次，复查胎心监护及尿常规。如果无法去医院，**只需要居家监测血压、数胎动，等可以外出时再及时就诊。**

如果出现急诊情况，如出现规律宫缩、见红、阴道流液或胎动异常等，那么必须紧急就医。

如果在感染期间可能要分娩，该怎么办？

做足准备

绝大多数的产检医院都会做好预案，安排专人在特定的场所接诊，并配备待产及分娩过程中所需的仪器和设备，包括待产室和手术室。

孕妈妈需要提前向产检医院咨询，明确医院是否可以提供以上就诊条件。

针对症状就诊

能提供产前检查服务的医院通常包括专科医院和综合性医院产科。孕妈妈要注意区分呼吸道症状和临产症状，针对症状选择就诊医院。

- 若病情加重，出现呼吸困难等症状，或者基础疾病加重，请优先选择有产科的综合性医院就诊。
- 如果出现胎动异常、腹痛、阴道出血等，宜到产检医院就诊。

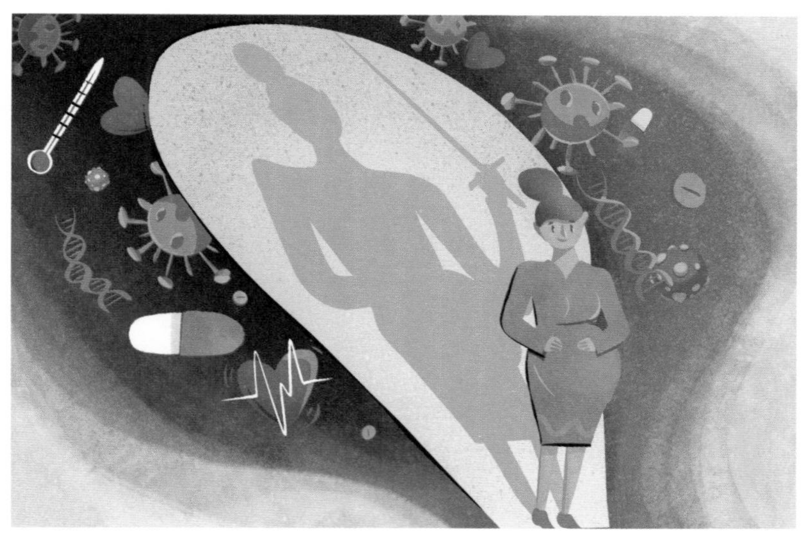

感染奥密克戎的产妇还能进行母乳喂养吗?

母乳喂养对母婴都有较多益处，应予以鼓励和支持。目前没有证据表明奥密克戎会通过母乳传播。同时，研究显示，孕产妇感染奥密克戎或接种新冠疫苗后的较长一段时间内，母乳中新冠病毒特异性抗体处于高水平，提示母乳喂养对新生儿有保护作用。但是，**在母乳喂养时，需要警惕飞沫传播、手和乳房接触传播的风险。**

注意事项如下：

- 优先推荐产妇挤出母乳后，由健康的家人间接哺乳，直至产妇康复。
- 挤母乳前，产妇需佩戴N95口罩，严格洗手，做好乳房卫生。
- 乳汁无须消毒。
- 吸奶器和奶瓶等哺乳工具应规范消毒。

如果决定直接哺乳，在接触婴儿前，要佩戴N95口罩，并且做好手及乳房卫生。

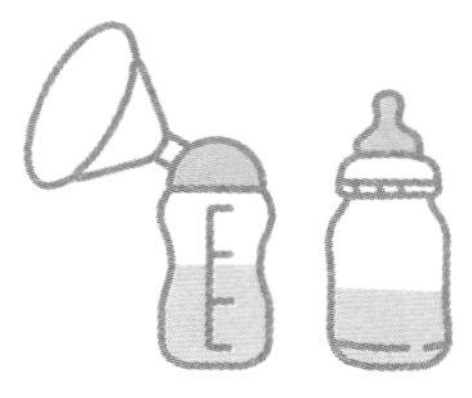

哺乳期如何选择用药？

哺乳期可使用的常用家庭非处方药（OTC）见下表。

主要症状	常用药物	哺乳期	需监测的婴儿反应
发热	对乙酰氨基酚	可选（首选）	腹泻，胃部不适
	布洛芬	可选	呕吐，腹泻
流涕	氯雷他定	可选	镇静，口干
干咳	右美沙芬	经医生评估后谨慎使用	镇静
咳痰	乙酰半胱氨酸	经医生评估后谨慎使用	恶心，呕吐

用药原则

产妇可以通过咨询医生或阅读药物说明书来了解哺乳期药物的安全级别。

- L1级药物（数据充分——适用）和L2级药物（有限数据——可能适用，遵医嘱）：是哺乳期首选的安全药物。
- L3级药物（缺乏数据——可能适用）：需要经医生评估后，遵医嘱使用。

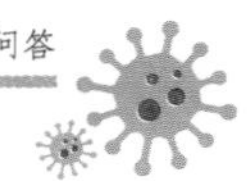

• L4级和L5级药物（指产妇服药后，对婴儿有危害）：服药期间要暂停哺乳。

• 对于复方制剂和中药，由于其药物成分复杂，通常缺乏哺乳期用药的临床数据，因此不推荐在哺乳期使用。

注意事项

• **用药期间，要仔细查看药物说明书。**注意药物达峰时间（t_{max}）和药物半衰期（$t_{1/2}$），尽可能选择达峰时间短、半衰期短的药物。

• 不要在药物达到峰值浓度时哺乳。

• 注意观察婴儿的反应。比如，产妇服用退热药对乙酰氨基酚时，虽然药物很少进入乳汁，对于婴儿是安全的，但仍需要关注婴儿的体温变化和胃肠道反应。

• 如果由于服用药物，产妇需要暂停母乳喂养，可以用吸奶器排出乳汁。最好每日排乳6~8次，以维持乳房泌乳。待停药后，**经过5个药物半衰期的时间后，药物基本代谢完毕，此时可以继续母乳喂养。**

如果婴儿感染了奥密克戎，该如何用药？

婴儿感染奥密克戎后，绝大多数症状还是比较轻的，表现为发热、流涕、少量咳嗽，有部分婴儿有腹泻等消化道症状。

- 发热：如果体温超过38.5℃。
  - 2月龄以上的婴儿，可以用对乙酰氨基酚；
  - 6月龄以上，可以选用布洛芬或对乙酰氨基酚进行退热。
- 呼吸道症状。
  - 流涕、轻度咳嗽，可以观察，保持室内湿度适宜，避免室内干燥。
  - 发热、咳嗽频繁，需要到设有儿科的医院就诊。
- 消化道症状。
  - 轻度腹泻的婴儿，可以正常喂养。
  - 腹泻频繁、伴/不伴呕吐的婴儿，需要补充水分或口服补液盐；如果口服困难，需要就医，必要时静脉补充液体。

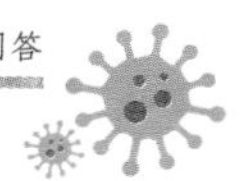

什么情况下，婴儿需要去医院就诊？

3个月以内婴儿

3个月以内的婴儿如果发热，还是需要先去医院就诊，待排除其他问题，再回家观察。

3个月至1周岁婴儿

- 若婴儿在家服用退热药后，仍持续发热，或者出现频繁咳嗽、安静入睡后呼吸急促等症状，需要到设有儿科的医院就诊。
- 若婴儿服用退热药后，体温恢复正常，其间婴儿精神好、愿意玩耍、没有频繁咳嗽，说明病毒仅影响上呼吸道，可以在家休息观察。

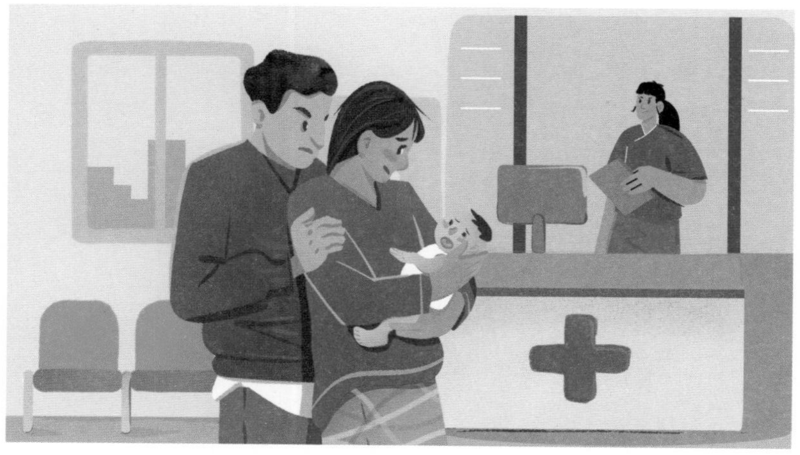

如果儿童感染了奥密克戎，该如何用药？

发热

• 儿童腋温≥38.2℃（肛温≥38.5℃），伴明显不适，可使用退热药。推荐布洛芬或对乙酰氨基酚。

• 恰当的护理可改善发热儿童的舒适度，如用温水外敷额头、洗温水浴、减少穿着的衣物，或者使用退热贴、退热毯及降低室内温度等。不建议使用酒精棉球擦身、冰水灌肠等方法。

咳嗽、咳痰

• 对于咳嗽、咳痰症状，仅在儿童出现呼吸道分泌物增多且黏稠时，才积极进行祛痰治疗。

• 当咳嗽严重影响儿童正常生活时，可止咳治疗。

• 当呼吸道分泌物不多、咳嗽程度不严重时，可以暂缓止咳化痰治疗。

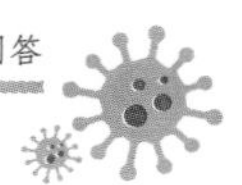

儿童感染奥密克戎的常见症状有哪些?

儿童感染奥密克戎后，以发热、乏力和呼吸道症状（如干咳）等为主要表现，少数可伴有鼻塞、流涕、咽痛、头痛等症状。部分患儿可表现为呕吐、腹泻等消化道症状，偶伴有嗅觉、味觉下降。极少数患儿可能出现睡眠异常、认知功能障碍、焦虑或抑郁情绪、易激惹及冲动攻击行为、惊厥发作或者反复惊厥、昏迷等。

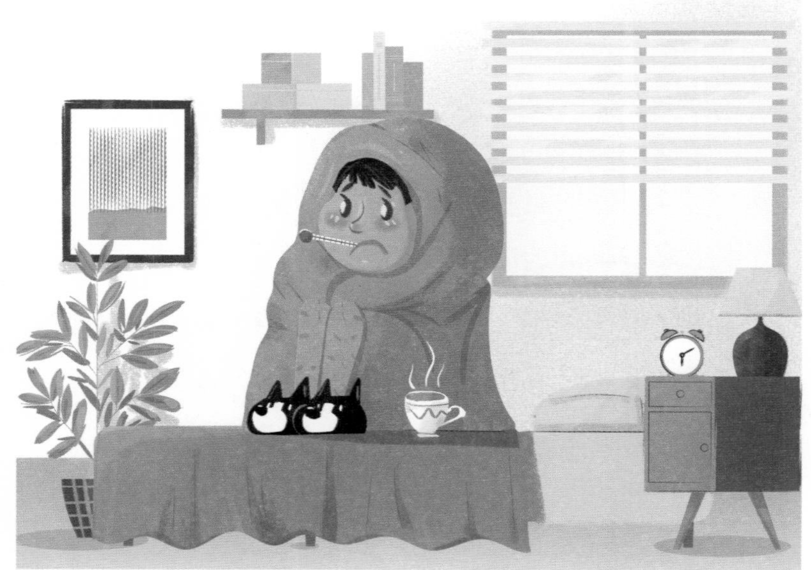

儿童感染奥密克戎后，一般多久好转?

儿童属于奥密克戎易感人群，且儿童感染后潜伏期较短，可在一两天内迅速起病。

大多数患儿属于无症状感染者，一部分患儿可出现轻型症状，包括发热、鼻塞、咽痛、咳嗽、肠胃不适等，但通常会在1~2周内康复。

哪些患儿容易发生重症感染?

儿童感染奥密克戎的临床表现多样，部分可无临床症状或以轻症为主。

有基础疾病的患儿，例如：先天性心肺或气道疾病、慢性心脏或肾脏疾病、营养不良、遗传代谢性疾病、免疫缺陷病、血液系统肿瘤等，以及近期使用大剂量免疫抑制剂或接受器官或骨髓移植的患儿，易发生重症感染。

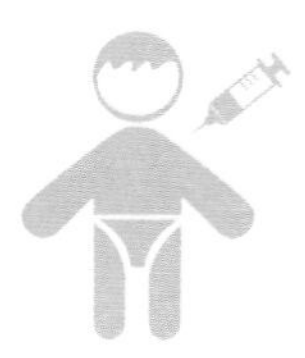

附 录

症状追踪日记

症状或体征	是否新发症状	日期						
体温（℃）								
氧饱和度（%）								
疲倦、乏力								
咽痛								
咳嗽								
胸闷、呼吸困难								
鼻塞、流涕								
嗅（味）觉减退								
头痛								
四肢酸痛								
腹泻								
其他症状（ ）								
其他症状（ ）								

备注：①请在第一列指出这是感染病毒以来的新症状还是感染之前已有的旧症状；②每天记录，观察症状好转或恶化；③胸闷、呼吸困难时请自测血氧饱和度并记录。

服务链接

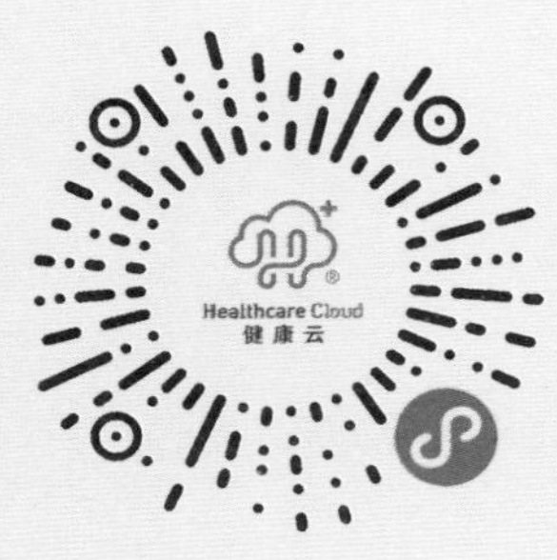

“上海新冠感染公共服务平台”2.0版日前已经在“上海发布”疫情防控专栏、健康云平台内升级上线，搭载“来沪人员健康动态观察系统”“新冠咨询在线问”等超10项功能，为广大市民提供专业便捷的新冠自我防护服务。市民可以通过“健康云”APP专区入口或微信搜索“疫诊通”小程序，获得专业的新冠感染医疗健康服务。

为方便市民在线获得健康咨询、就医配药等服务，减少人群聚集，降低交叉感染风险，市民可通过互联网医院在线就医配药。互联网医院将提供在线开具处方和药品配送到家等服务，还可以根据最新版新型冠状病毒感染诊疗方案的有关要求，为出现新冠感染相关症状的患者和符合《新冠病毒感染者居家治疗指南》居家的患者提供在线开具治疗新冠感染相关症状的处方服务。

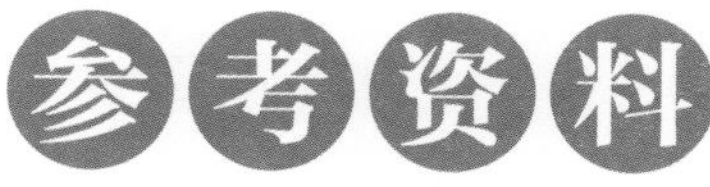

参考资料

[1] 香港特区卫生防疫中心. 2019冠状病毒病防疫锦囊读本. 2022.9.27.

[2] 中国国家卫生健康委员会. 新冠病毒感染者居家指引（第一版）. 2022.12.12.

[3] World Health Organization. Support for rehabilitation: self-management after COVID-19-related illness (second edition). 2022.12.3.

[4] 国务院联防联控机制综合组. 新冠病毒感染者居家治疗指南. 2022.12.7.

[5] 北京市卫生健康委员会. 新型冠状病毒阳性感染者居家康复实用手册（第一版）. 2022.12.8.

[6] Ai J, Wang X, He X, et al. Antibody evasion of SARS-CoV-2 Omicron BA. 1, BA. 1. 1, BA. 2, and BA. 3 sub-lineages. Cell Host Microbe, 2022, 30(8): 1077-1083. e4.

[7] Ai J, Zhang H, Zhang Q, et al. Recombinant protein subunit vaccine booster following two-dose inactivated vaccines dramatically enhanced anti-RBD responses and neutralizing titers against SARS-CoV-2 and Variants of Concern. Cell Res, 2022, 32(1): 103-106.

[8] Ma E, Ai J, Zhang Y, et al. Omicron infections profile and vaccination status among 1881 liver transplant recipients: a multi-centre retrospective cohort. Emerg Microbes Infect, 2022, 11(1): 2636-2644.

[9] Qi X, Wang J, Zhang Q, et al. Safety and immunogenicity of COVID-19 vaccination in patients with hepatocellular carcinoma (CHESS-NMCID 2101): a multicenter prospective study. J Med Virol, 2022, 94(11): 5553-5559.

[10] 肖敏淇，金通. 国务院联防联控机制发布会回应疫苗接种有关问题. 2022. http://www.gov.cn/xinwen/2022-07/24/content_5702635. htm.

[11] 上海发布. 孕产妇婴幼儿感染新冠怎么办？防护措施怎么做？来听专家意见. 2022.12.18.

[12] 国务院联防联控机制综合组. 新型冠状病毒感染防控方案（第十版）. 2023.1.7.

[13] 国家卫生健康委办公厅　国家中医药局综合司. 新型冠状病毒感染诊疗方案（试行第十版）. 2023.1.5.